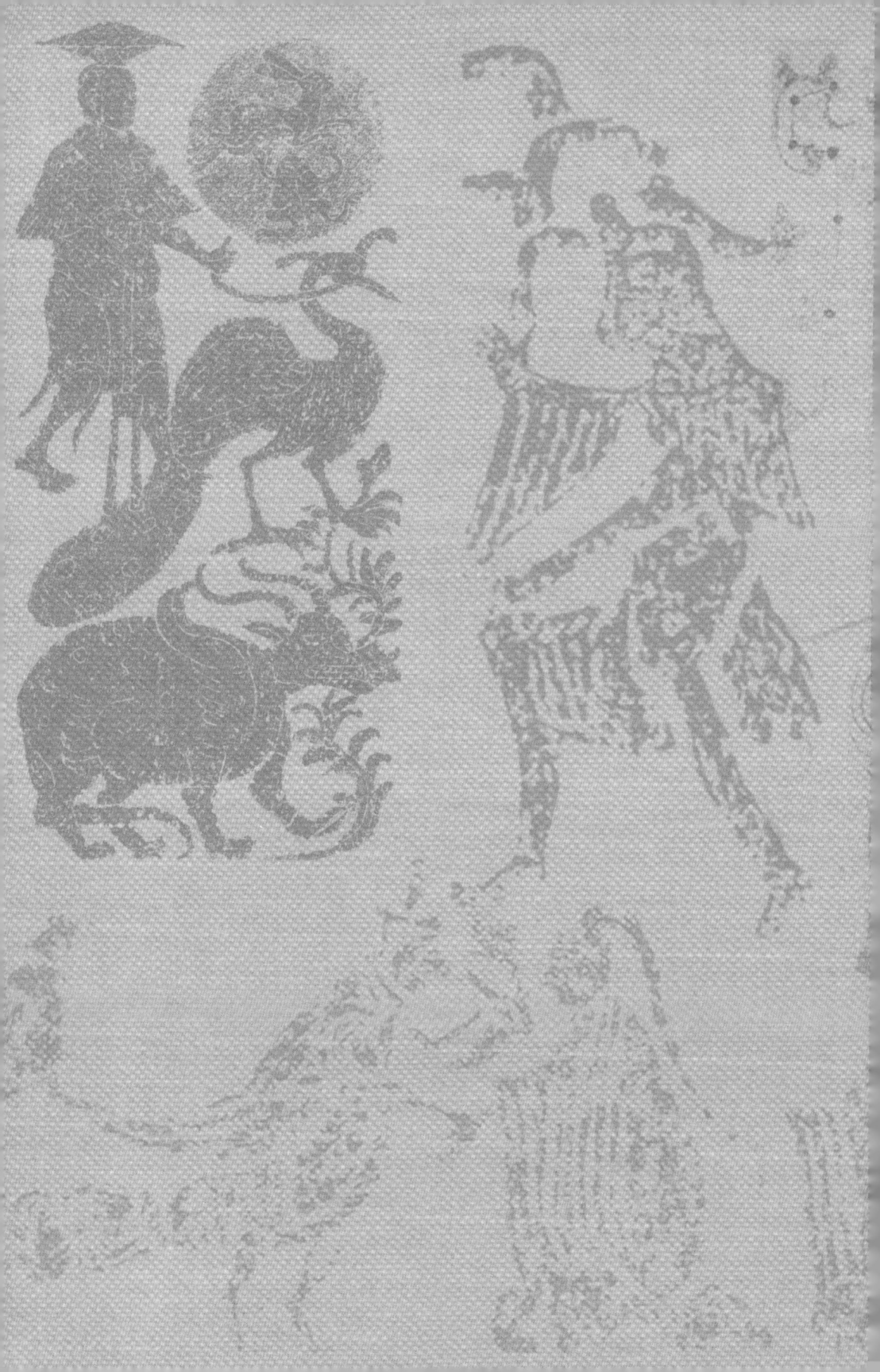

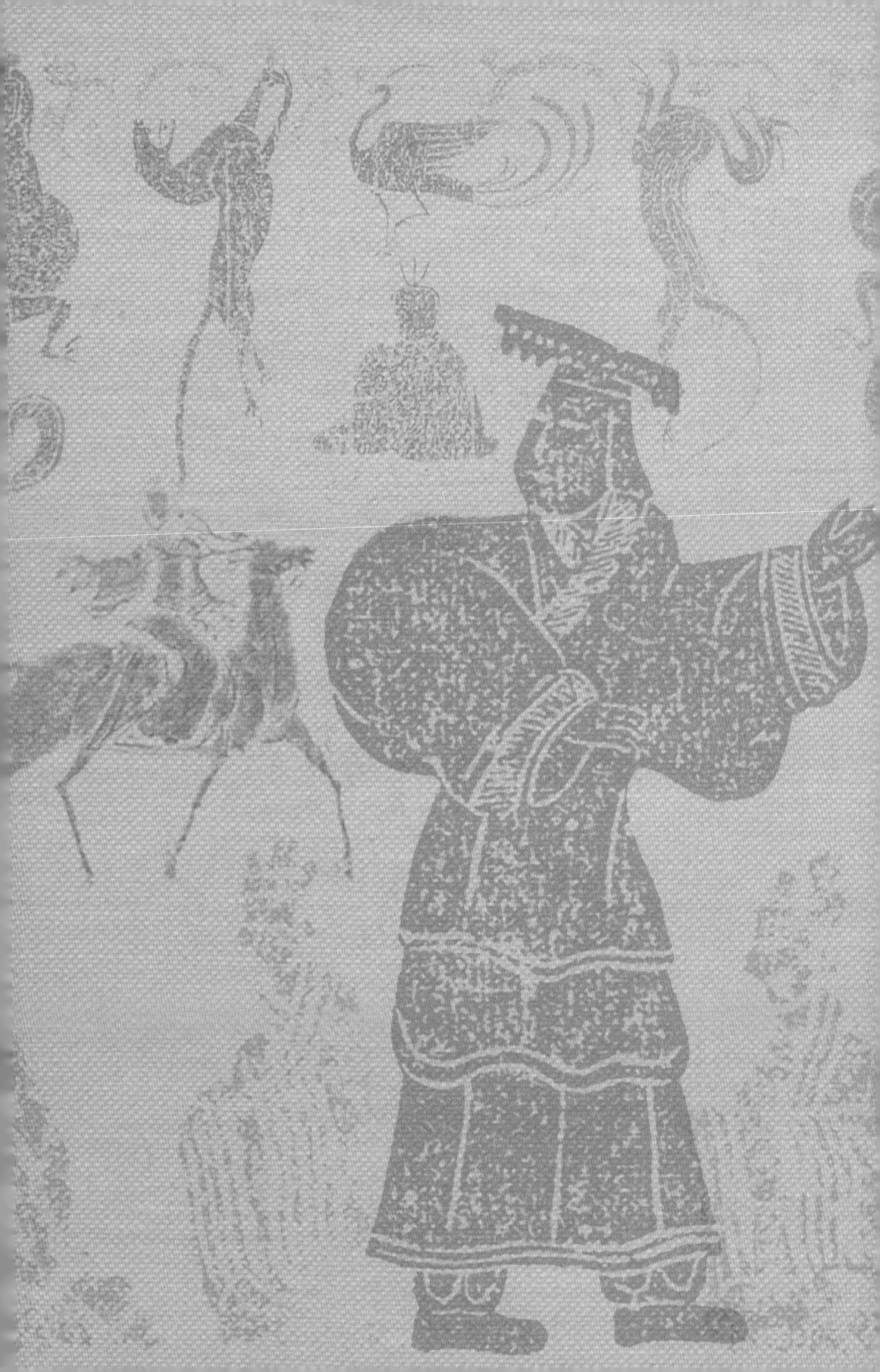

中国古医籍整理丛书

难 经 直 解

清·莫熺 撰

张宁 王骉 校注

中国中医药出版社
·北 京·

图书在版编目（CIP）数据

难经直解/（清）莫熺撰；张宁，王骍校注 . —北京：中国中医药出版社，2015.12（2025.5 重印）

（中国古医籍整理丛书）

ISBN 978 - 7 - 5132 - 3053 - 7

Ⅰ. ①难…　Ⅱ. ①莫… ②张… ③王…　Ⅲ. ①《难经》– 注释　Ⅳ①211. 9

中国版本图书馆 CIP 数据核字（2015）第 316489 号

中 国 中 医 药 出 版 社 出 版
北京经济技术开发区科创十三街 31 号院二区 8 号楼
邮政编码　100176
传真　010 64405721
北京盛通印刷股份有限公司印刷
各地新华书店经销

*

开本 710×1000　1/16　印张 9. 25　字数 54 千字
2015 年 12 月第 1 版　2025 年 5 月第 3 次印刷
书　号　ISBN 978 - 7 - 5132 - 3053 - 7

*

定价　28. 00 元
网址　www. cptcm. com

国家中医药管理局
中医药古籍保护与利用能力建设项目
组织工作委员会

项目专家组

顾　问　马继兴　张灿玾　李经纬

组　长　余瀛鳌

成　员　李致忠　钱超尘　段逸山　严世芸　鲁兆麟
　　　　郑金生　林端宜　欧阳兵　高文柱　柳长华
　　　　王振国　王旭东　崔　蒙　严季澜　黄龙祥
　　　　陈勇毅　张志清

项目办公室（组织工作委员会办公室）

主　任　王振国　王思成

副主任　王振宇　刘群峰　陈榕虎　杨振宁　朱毓梅
　　　　刘更生　华中健

成　员　陈丽娜　邱　岳　王　庆　王　鹏　王春燕
　　　　郭瑞华　宋咏梅　周　扬　范　磊　张永泰
　　　　罗海鹰　王　爽　王　捷　贺晓路　熊智波

秘　书　张丰聪

前　言

中医药古籍是传承中华优秀文化的重要载体，也是中医学传承数千年的知识宝库，凝聚着中华民族特有的精神价值、思维方法、生命理论和医疗经验，不仅对于传承中医学术具有重要的历史价值，更是现代中医药科技创新和学术进步的源头和根基。保护和利用好中医药古籍，是弘扬中国优秀传统文化、传承中医学术的必由之路，事关中医药事业发展全局。

1949 年以来，在政府的大力支持和推动下，开展了系统的中医药古籍整理研究。1958 年，国务院科学规划委员会古籍整理出版规划小组在北京成立，负责指导全国的古籍整理出版工作。1982 年，国务院古籍整理出版规划小组召开全国古籍整理出版规划会议，制定了《古籍整理出版规划（1982—1990）》，卫生部先后下达了两批 200 余种中医古籍整理任务，掀起了中医古籍整理研究的新高潮，对中医文化与学术的弘扬、传承和发展，发挥了极其重要的作用，产生了不可估量的深远影响。

2007 年《国务院办公厅关于进一步加强古籍保护工作的意见》明确提出进一步加强古籍整理、出版和研究利用，以及

"保护为主、抢救第一、合理利用、加强管理"的方针。2009年《国务院关于扶持和促进中医药事业发展的若干意见》指出，要"开展中医药古籍普查登记，建立综合信息数据库和珍贵古籍名录，加强整理、出版、研究和利用"。《中医药创新发展规划纲要（2006—2020）》强调继承与创新并重，推动中医药传承与创新发展。

2003～2010年，国家财政多次立项支持中国中医科学院开展针对性中医药古籍抢救保护工作，在中国中医科学院图书馆设立全国唯一的行业古籍保护中心，影印抢救濒危珍本、孤本中医古籍1640余种；整理发布《中国中医古籍总目》；遴选351种孤本收入《中医古籍孤本大全》影印出版；开展了海外中医古籍目录调研和孤本回归工作，收集了11个国家和2个地区137个图书馆的240余种书目，基本摸清流失海外的中医古籍现状，确定国内失传的中医药古籍共有220种，复制出版海外所藏中医药古籍133种。2010年，国家财政部、国家中医药管理局设立"中医药古籍保护与利用能力建设项目"，资助整理400余种中医药古籍，并着眼于加强中医药古籍保护和研究机构建设，培养中医古籍整理研究的后备人才，全面提高中医药古籍保护与利用能力。

在此，国家中医药管理局成立了中医药古籍保护和利用专家组和项目办公室，专家组负责项目指导、咨询、质量把关，项目办公室负责实施过程的统筹协调。专家组成员对古籍整理研究具有丰富的经验，有的专家从事古籍整理研究长达70余年，深知中医药古籍整理研究的重要性、艰巨性与复杂性，履行职责认真务实。专家组从书目确定、版本选择、点校、注释等各方面，为项目实施提供了强有力的专业指导。老一辈专家的学术水平和智慧，是项目成功的重要保证。项目承担单位山东中医药大学、南京中医药大学、上海中医药大学、福建中医药大学、浙江省中医药研究院、陕西省中医药研究院、河南省中医药研究院、辽宁中医药大学、成都中医药大学及所在省市中医药管理部门精心组织，充分发挥区域间互补协作的优势，并得到承担项目出版工作的中国中医药出版社大力配合，全面推进中医药古籍保护与利用网络体系的构建和人才队伍建设，使一批有志于中医学术传承与古籍整理工作的人才凝聚在一起，研究队伍日益壮大，研究水平不断提高。

本着"抢救、保护、发掘、利用"的理念，该项目重点选择近60年未曾出版的重要古医籍，综合考虑所选古籍的保护价值、学术价值和实用价值。400余种中医药古籍涵盖了医经、基础理论、诊法、伤寒金匮、温病、本草、方书、内科、外科、女科、儿科、伤科、眼科、咽喉口齿、针灸推拿、养生、医案医话医论、医史、临证综合等门类，跨越唐、宋、金元、明以迄清末。全部古籍均按照项目办公室组织完成的行业标准《中医古籍整理规范》及《中医药古籍整理细则》进行整理校注，绝大多数中医药古籍是第一次校注出版，一批孤本、稿本、抄本更是首次整理面世。对一些重要学术问题的研究成果，则集中收录于各书的"校注说明"或"校注后记"中。

"既出书又出人"是本项目追求的目标。近年来，中医药古籍整理工作形势严峻，老一辈逐渐退出，新一代普遍存在整理研究古籍的经验不足、专业思想不坚定等问题，使中医古籍整理面临人才流失严重、青黄不接的局面。通过本项目实施，搭建平台，完善机制，培养队伍，提升能力，经过近5年的建设，锻炼了一批优秀人才，老中青三代齐聚一堂，有效地稳定了研究队伍，为中医药古籍整理工作的开展和中医文化与学术的传承提供必备的知识和人才储备。

本项目的实施与《中国古医籍整理丛书》的出版，对于加强中医药古籍文献研究队伍建设、建立古籍研究平台，提高古籍整理水平均具有积极的推动作用，对弘扬我国优秀传统文化，推进中医药继承创新，进一步发挥中医药服务民众的养生保健与防病治病作用将产生深远影响。

第九届、第十届全国人大常委会副委员长许嘉璐先生，国家卫生计生委副主任、国家中医药管理局局长、中华中医药学会会长王国强先生，我国著名医史文献专家、中国中医科学院马继兴先生在百忙之中为丛书作序，我们深表敬意和感谢。

由于参与校注整理工作的人员较多，水平不一，诸多方面尚未臻完善，希望专家、读者不吝赐教。

国家中医药管理局中医药古籍保护与利用能力建设项目办公室
二〇一四年十二月

许 序

"中医"之名立，迄今不逾百年，所以冠以"中"字者，以别于"洋"与"西"也。慎思之，明辨之，斯名之出，无奈耳，或亦时人不甘泯没而特标其犹在之举也。

前此，祖传医术（今世方称为"学"）绵延数千载，救民无数；华夏屡遭时疫，皆仰之以度困厄。中华民族之未如印第安遭染殖民者所携疾病而族灭者，中医之功也。

医兴则国兴，国强则医强。百年运衰，岂但国土肢解，五千年文明亦不得全，非遭泯灭，即蒙冤扭曲。西方医学以其捷便速效，始则为传教之利器，继则以"科学"之冕畅行于中华。中医虽为内外所夹击，斥之为蒙昧，为伪医，然四亿同胞衣食不保，得获西医之益者甚寡，中医犹为人民之所赖。虽然，中国医学日益陵替，乃不可免，势使之然也。呜呼！覆巢之下安有完卵？

嗣后，国家新生，中医旋即得以重振，与西医并举，探寻结合之路。今也，中华诸多文化，自民俗、礼仪、工艺、戏曲、历史、文学，以至伦理、信仰，皆渐复起，中国医学之兴乃属必然。

迄今中医犹为国家医疗系统之辅，城市尤甚。何哉？盖一则西医赖声、光、电技术而于 20 世纪发展极速，中医则难见其进。二则国人惊羡西医之"立竿见影"，遂以为其事事胜于中医。然西医已自觉将入绝境：其若干医法正负效应相若，甚或负远逾于正；研究医理者，渐知人乃一整体，心、身非如中世纪所认定为二对立物，且人体亦非宇宙之中心，仅为其一小单位，与宇宙万象万物息息相关。认识至此，其已向中国医学之理念"靠拢"矣，虽彼未必知中国医学何如也。唯其不知中国医理何如，纯由其实践而有所悟，益以证中国之认识人体不为伪，亦不为玄虚。然国人知此趋向者，几人？

国医欲再现宋明清高峰，成国中主流医学，则一须继承，一须创新。继承则必深研原典，激清汰浊，复吸纳西医及我藏、蒙、维、回、苗、彝诸民族医术之精华；创新之道，在于今之科技，既用其器，亦参照其道，反思己之医理，审问之，笃行之，深化之，普及之，于普及中认知人体及环境古今之异，以建成当代国医理论。欲达于斯境，或需百年欤？予恐西医既已醒悟，若加力吸收中医精粹，促中医西医深度结合，形成 21 世纪之新医学，届时"制高点"将在何方？国人于此转折之机，能不忧虑而奋力乎？

予所谓深研之原典，非指一二习见之书、千古权威之作；就医界整体言之，所传所承自应为医籍之全部。盖后世名医所著，乃其秉诸前人所述，总结终生行医用药经验所得，自当已成今世、后世之要籍。

盛世修典，信然。盖典籍得修，方可言传言承。虽前此 50 余载已启医籍整理、出版之役，惜旋即中辍。阅 20 载再兴整理、出版之潮，世所罕见之要籍千余部陆续问世，洋洋大观。

今复有"中医药古籍保护与利用能力建设"之工程，集九省市专家，历经五载，董理出版自唐迄清医籍，都 400 余种，凡中医之基础医理、伤寒、温病及各科诊治、医案医话、推拿本草，俱涵盖之。

噫！璐既知此，能不胜其悦乎？汇集刻印医籍，自古有之，然孰与今世之盛且精也！自今而后，中国医家及患者，得览斯典，当于前人益敬而畏之矣。中华民族之屡经灾难而益蕃，乃至未来之永续，端赖之也，自今以往岂可不后出转精乎？典籍既蜂出矣，余则有望于来者。

谨序。

第九届、十届全国人大常委会副委员长

许嘉璐

二〇一四年冬

王 序

中医学是中华民族在长期生产生活实践中，在与疾病作斗争中逐步形成并不断丰富发展的医学科学，是中国古代科学的瑰宝，为中华民族的繁衍昌盛作出了巨大贡献，对世界文明进步产生了积极影响。时至今日，中医学作为我国医学的特色和重要医药卫生资源，与西医学相互补充、相互促进、协调发展，共同担负着维护和促进人民健康的任务，已成为我国医药卫生事业的重要特征和显著优势。

中医药古籍在存世的中华古籍中占有相当重要的比重，不仅是中医学术传承数千年最为重要的知识载体，也是中医为中华民族繁衍昌盛发挥重要作用的历史见证。中医药典籍不仅承载着中医的学术经验，而且蕴含着中华民族优秀的思想文化，凝聚着中华民族的聪明智慧，是祖先留给我们的宝贵物质财富和精神财富。加强对中医药古籍的保护与利用，既是中医学发展的需要，也是传承中华文化的迫切要求，更是历史赋予我们的责任。

2010 年，国家中医药管理局启动了中医药古籍保护与利用能力建设项目。这既是传承中医药的重要工程，也是弘扬优秀民族文化的重要举措，不仅能够全面推进中医药的有效继承和创新发展，为维护人民健康做出贡献，也能够彰显中华民族的璀璨文化，为实现中华民族伟大复兴的中国梦作出贡献。

相信这项工作一定能造福当今，嘉惠后世，福泽绵长。

国家卫生与计划生育委员会副主任

国家中医药管理局局长

中华中医药学会会长

王国强

二〇一四年十二月

马 序

　　新中国成立以来，党和国家高度重视中医药事业发展，重视古籍的保护、整理和研究工作。自 1958 年始，国务院先后成立了三届古籍整理出版规划小组，分别由齐燕铭、李一氓、匡亚明担任组长，主持制订了《整理和出版古籍十年规划（1962—1972）》《古籍整理出版规划（1982—1990）》《中国古籍整理出版十年规划和"八五"计划（1991—2000）》等，而第三次规划中医药古籍整理即纳入其中。1982 年 9 月，卫生部下发《1982—1990 年中医古籍整理出版规划》，1983 年 1 月，保证了中医古籍整理出版办公室正式成立，中医古籍整理出版规划的实施。2002 年 2 月，《国家古籍整理出版"十五"（2001—2005）重点规划》经新闻出版署和全国古籍整理出版规划领导小组批准，颁布实施。其后，又陆续制定了国家古籍整理出版"十一五"和"十二五"重点规划。国家财政多次立项支持中国中医科学院开展针对性中医药古籍抢救保护工作，文化部在中国中医科学院图书馆专门设立全国唯一的行业古籍保护中心，国家先后投入中医药古籍保护专项经费超过 3000 万元，影印抢救濒危珍、善、孤本中医古籍 1640 余种，开展了海外中医古籍目录调研和孤本回归工作。2010 年，国家财政部、国家中医药管理局安排国家公共卫生专项资金，设立了"中医药古籍保护与利用能力建设项目"，这是继 1982～1986 年第一批、第二批重要中医药古籍整理之后的又一次大规模古籍整理工程，重点整理新中国成立后未曾出版的重要古籍，目标是形成并普及规范的通行本、传世本。

为保证项目的顺利实施，项目组特别成立了专家组，承担咨询和技术指导，以及古籍出版之前的审定工作。专家组中的许多成员虽逾古稀之年，但老骥伏枥，孜孜不倦，不仅对项目进行宏观指导和质量把关，更重要的是通过古籍整理，以老带新，言传身教，培养一批中医药古籍整理研究的后备人才，促进了中医药古籍保护和研究机构建设，全面提升了我国中医药古籍保护与利用能力。

作为项目组顾问之一，我深感中医药古籍保护、抢救与整理工作的重要性和紧迫性，也深知传承中医药古籍整理经验任重而道远。令人欣慰的是，在项目实施过程中，我看到了老中青三代的紧密衔接，看到了大家的坚持和努力，看到了年轻一代的成长。相信中医药古籍整理工作的将来会越来越好，中医药学的发展会越来越好。

欣喜之余，以是为序。

中国中医科学院研究员

马继兴

二〇一四年十二月

校注说明

　　莫熺，字丹子，号皋亭，武林（今浙江杭州）人，清初著名医家。生卒年月不详。十九岁开始习医，学习《内经》《伤寒》《难经》及脉学著作。居长安，求诊者日满其户。治病不拘古法，言"脉得而病知，病却而见方"。《黄帝阴符经注》向功来序载"先生年将七十，容貌矍铄，喜谈笑，潇洒如神仙中人"。年七十五时，虽精神渐减，志未尝少变。莫氏毕生探究医学、易理、佛经等，造诣颇深，著述甚富。现存著作有《莫氏锦囊十二种》。

　　《难经直解》，又名《详注难经脉诀直解》，也是《莫氏锦囊十二种》中的一种。原著是注释体古籍，莫氏注释联系《内经》相关原文，细考各家之说，对八十一难加以考订训释，凡原文中或误、或阙、或错简、或衍文疑词者，悉遵滑氏《难经本义》订正之。注释会通晓畅，是学习《难经》的重要参考书。

　　《难经直解》成书于清康熙十一年（1672），是《难经》的重要注本，后世名家多次引用，但本书流传稀少。此次整理以清康熙十一年壬子（1672）刻本（简称康熙本）为底本，以清乾隆六年辛酉（1741）《莫氏锦囊十二种》第二册《详注难经脉诀直解大全》（简称丛书本）为主校本，并以清康熙抄本（简称手抄本）为参校本，以《难经》《素问》《灵枢》《脉经》等作为他校本。

　　本次校注整理原则如下：

　　1. 原书为繁体竖排，今改为简体横排，并进行现代标点。

2. 凡俗字、古字、异体字径改不出校。如需要保留古字者，出注说明。

3. 凡通假字，底本文字不改，出注说明。

4. 原书无目录，据正文补。

5. 原书卷之上前有"武林后学莫熺丹子甫注，同郡范斯廉青溪甫、陈昺士亮同校"；卷之下前有"门人吴云倬严，男文均平侯同阅"字样，今一并删去。

6. 凡冷僻费解的字词，给以注释或注音。

7.《难经》中引"经云""经曰""经言"共 37 处，其中经言 35 处〔见于 7 难、11 难、12 难、13 难、15 难、17 难、19 难、20 难、21 难、22 难（2 处）、30 难、35 难（2 处）、37 难、39 难、40 难、45 难、46 难、49 难、53 难、61 难（2 处）、65 难、66 难、69 难、71 难、72 难、73 难、74 难、75 难、77 难、79 难、80 难、81 难〕，经云 1 处（23 难），经曰 1 处（75 难），见于今本《内经》者仅 12 处。据《汉书·艺文志》载医经有七种，迄今存世的只有《黄帝内经》。其余不见于《内经》的，盖别有所本。这次整理，凡《难经》原文见于今本《内经》者，"经"字用书名号，莫熺注文均注明了出处。

自 序

《史记》载：扁鹊，姓秦氏，名越人，渤海郡①郑人也。受业于长桑君，授秘方，饮以上池之水②，能见垣一方人。其后起虢世子之死，诊赵简子之脉，视齐桓侯之疾，真精义入神，非凡流可及。溯《灵》《素》之源流，演《难经》八十一篇，首取寸口，以明肺之一经乃脉之要会；一取关部，以分阴阳之界，脉以胃气为本；一取尺内，以明肾为生气之原，乃十二经之根本。三部既明，则脉之大纲已判然矣。其藏府③之部位，气血之流行，阴阳升降之义，五行生克之理，四时逆从之论，虚实补泻之分，三焦命门之辨，七冲八会之区，色脉之参应，针法之迎随④，奇经八脉，无一不详且尽。后之注《难经》者不啻十余家，然文繁者失之过多，辞寡者失之太略，二者皆非初学之津梁⑤。盖《难经》一书，设为问答，其义业已解明，奚烦多赘。但业是术者，恐未及究心《灵》《素》之奥旨，而经络穴名多所不晓，况初学乎！兹以滑氏之注，细考各家之说，其中或误，或阙，或错简，或衍文，疑词诸义，悉遵滑氏重加

---

① 渤海郡：汉高帝五年（公元前202年）置郡，位于今河北、山东境内。因地滨渤海，故名。

② 上池之水：未沾到地面的水，凌空承取或竹木上的雨露。

③ 藏府：同"脏腑"，下同。

④ 迎随：常用针刺补泻手法之一，迎为泻，随为补，但有多种不同的操作手法。七十二难以经脉走向与针尖方向相逆为迎，相顺为随。七十九难以泻子为迎，补母为随。《难经集注》卷之五、《针灸大成》卷四《经络迎随设为问答》等，均有不同解释。可参。

⑤ 津梁：比喻起桥梁作用的医书。

删订，而为《难经直解》。学者诚能熟读本文，细研注义，则知寸至鱼际名曰寸，尺至尺泽名曰尺，经络之阴阳，藏府之表里。井荣①腧经合，其所出为井，所流为荣，所注为腧，所行为经，所入为合。气血之周于身，始于肺，终于肝，而复会于肺，脉之要会于此洞然无遗矣。嗟乎！《难经》之秘旨，即《灵》《素》之阶梯也，学者其可忽②诸！

康熙壬子岁武林莫熺识③

---

① 荣：原作"荣"，据《灵枢·本输》《难经·六十八难》改。下同。
② 者其可忽：底本此四字漫漶，据手抄本补。
③ 熺识：底本此二字漫漶，据手抄本补。

难经辨义

按诸家注《难经》有用图不用图者，论图似乎显目，及考核其义反涉狐疑。即如男子生于寅，女子生于申。以虞氏之图考之，谓人父母之年会合巳上之说。又云：男子十六天癸至，左行至巳；女年十四天癸至，右行亦在巳。与男年同在本宫，却在未位之上，数之不合，非凿耶？然注义在乎辞达，辞达则理自明，理明则诸义自得。若按图索骥，则反惑矣，兹故不用图也。

注解《难经》者有十数家，兹所从者以滑氏为主，其右为命门，与夫心包络、三焦俱有名而无形之辨，兹以愚意而稍加损益焉。

《难经》如童氏①之书所售于世者，其书中有落句并前后移易，字之差误，曾②不较正，学者从而读之，究竟不识扁鹊之本来面目而混混读之，读之不讲，又何益焉？

讲求《难经》者，须究《灵》《素》之旨，方知脏腑经络之阴阳，气血升降之流行，奇经八脉之主病，井荥输经合之穴名。否则，虽欲讲求，恐亦终属茫然。

《脉诀》乃北朝高阳生谬撰，假托叔和之名以希行世，其立七表、八里、九道之名，其中阴阳相反，脉理舛错，如戴起宗③之《脉诀刊误》，并诸先贤辈俱非斥殆尽，无足论矣。奈好

---

① 童氏：此指明代童养学所著《图注八十一难经定本》二卷（1628年）。

② 曾：竟然。

③ 戴起宗：即戴启宗，字同父，金陵人，元代医家。著有《脉诀刊误》，又名《脉诀刊误集解》二卷，另著《活人书辨》未见刊行。

事者又为之注而附刻于《难经》之后，人皆谓之《难经脉诀》，彼从读者岂知《脉诀》非叔和书，即作注者亦不知叔和有真《脉经》在也。人苦不知，认假为真，以讹传讹，遂尔家传户诵。后之李濒湖所著《脉学》一书附刻于《本草纲目》之末，而正误甚悉，浅学只从简便而读之，不知理谬而当辟。愚故以崔紫虚①《四言举要》注为句解，以同《难经》合刻，惟愿来学当求《素问》之真源，以入正道，幸勿为《脉诀》所误。

扁鹊旨宗《灵》《素》，设为问答，演《难经》八十一篇，辞若甚简，然而荣②卫度数、尺寸位置、阴阳王相、藏府表里、脉法病情与夫经络流注、针刺腧穴、奇经八脉之深义，其间精微奥秘，莫不阐发殆尽。后之学者欲溯《灵》《素》之源流，当从此而入门也。

---

① 崔紫虚：即南宋崔嘉彦（1111—1191），南康（今江西永修）人。著有《紫虚脉诀》（又名《脉诀》《四言脉诀》《崔真人脉诀》《东垣脉诀》《方脉举要》），另著《注广成先生玉函经》三卷、《紫虚真人四原论》等。

② 荣：通"营"。下同。

目　录

卷之上

一难曰：十二经皆有动脉，独取寸口，以决五藏六府死生吉凶之法，何谓也？

难，问难。十二经，谓手足三阴三阳，共十二经也。如手太阴肺、手阳明大肠、手少阴心、手太阳小肠、手厥阴心包络、手少阳三焦，此手之三阴三阳也。如足太阴脾、足阳明胃、足少阴肾、足太阳膀胱、足厥阴肝、足少阳胆，此足之三阴三阳也。皆有动脉，如肺经之动脉太渊，大肠之动脉合谷，胃经之动脉冲阳，脾经之动脉冲门，心经之动脉极泉，小肠经之动脉天宗，膀胱经之动脉委中，肾经之动脉太溪，心包络之动脉劳宫，三焦经之动脉禾髎①，胆经之动脉听会，肝经之动脉太冲，此十二经之动脉也。寸口，谓两手寸关尺三部之位也。决，测也。言十二经既各皆有动脉，何以独取寸口三部之脉，以测藏府死生吉凶之法，其义何耶？

然。寸口者，脉之大会，手太阴之脉动②也。

然，答辞。寸口，即寸关尺也。会，朝会也，谓肺朝百脉，脉会太渊，故谓脉之大会。然寸口三部之脉，乃独

---

① 禾髎：系手少阳三焦经"和髎"的别名，在耳门前上方，鬓发后缘，动脉后缘。并非手阳明大肠经"禾髎"穴。
② 脉动：《脉经》卷一《辨尺寸阴阳荣卫度数第四》作"动脉"。

手太阴肺经之一脉也，非他经之脉动可知矣，学者当深究之。

人一呼脉行三寸，一吸脉行三寸①，呼吸定息，脉②行六寸。人一日一夜，凡一万三千五百息，脉行五十度周于身。漏水下百刻，荣卫行阳二十五度，行阴亦二十五度，为一周也。故五十度复会于手太阴。寸口者，五藏六府之所终始，故法取于寸口也。

人，平人也。人身之气，一呼一吸，谓之一息。度，谓分寸尺丈之数也。言脉之流行于身，其出入呼吸之间皆有定数，以一呼主脉行三寸，一吸主脉行三寸，呼吸定息则脉行六寸矣。平人之息数，出入于昼夜之间，其息凡一万三千五百息。度，然后知长短，言脉之行度，以尺寸计之，则五十度而周于身。以漏水计之，则主百刻。盖一度主二刻，一刻主一百三十五息，以一度计之，则息有二百七十息矣。一息主脉行六寸，则二六一十二丈，六七四丈二尺，则脉当行一十六丈二尺矣。五十度周于身，则脉之数当得八百十丈也。荣卫者，血荣气卫。人身之气血，血荣于内，气卫于外。以度计之，则脉之行于阳经之分，二十五度；行于阴经之分，亦二十五度，为一周于身矣。盖一度脉行一小周于身，五十度脉行一大周于身也。五十度

① 人一呼……脉行三寸：《灵枢·五十营》作"人一呼脉再动，气行三寸，一吸脉亦再动，气行三寸"。

② 脉：《灵枢·五十营》作"气"字。后句"脉行五十度周于身"，"脉"亦作"气"。

复会于手太阴寸口者，要知脉之流行于十二经之中，其气始从中焦，注手太阴阳明，阳明注足阳明太阴，太阴注手少阴太阳，太阳注足太阳少阴，少阴注手厥阴少阳，少阳注足少阳厥阴，厥阴复还注手太阴，如环无端，转相灌溉，故脉行五十度复会于手太阴寸口者，而为五藏六府之所终始。故诊脉之法，独取于寸口者也。圣人持脉之道，以取寸口者，出于经脉流行之自然，非越人之臆见也。

二难曰：脉有尺寸，何谓也？

然。尺寸者，脉之大要会也。

言脉有尺寸者，其义何也？然，尺寸者，寸主阳，尺主阴，而为阴阳之部位，上下之区分。人身之经络荣卫、五藏六府，莫不由于阴阳，而或大①过与不及，于尺寸见焉。阳寸阴尺，阳上阴下，故为脉之大要会也。

从关至尺，是尺内，阴之所治也；从关至鱼际，是寸口内，阳之所治也。

关者，关界乎中。尺者，尺泽穴也。从关至尺泽穴，得同身尺之一尺，故谓尺，此属阴分之所治也。从关至鱼际穴，得同身寸之一寸，故谓寸，此属阳分之所治也。尺寸之名所自来矣。

故分寸为尺，分尺为寸。

分，犹别也。寸为阳，尺为阴。自鱼际穴起，一寸之

---

① 大：通"太"。马王堆帛书《老子》乙本《道经》："往而不害，平安大。"大，通行本作"太"。

后分为尺，自尺泽穴，一尺之前分为寸，故谓分寸为尺，分尺为寸。关界乎中，以为限也。

故阴得尺内一寸，阳得寸内九分。

一寸者，十分也，阴数偶，故阴得尺内一寸；九分者，阳数也，阳数奇，故阳得寸内九分。

尺寸终始，一寸九分，故曰尺寸也。

寸为尺之始，尺者寸之终，以阴得尺内一寸，阳得寸内九分，尺寸终始，实得一寸九分，故曰尺寸也。

三难曰：脉有太过，有不及，有阴阳相乘，有覆有溢，有关有格，何谓也？

太过不及，病脉也。乘，为乘虚而驾于上下也。关，闭也，格拒也。覆自上而入于下，溢自下而泛于上，覆溢、关格皆死脉也。关格之脉，在《六节藏象》篇曰：人迎与气口，俱盛四倍已上为关格。如此诸脉当主何病之吉凶也？

然。关之前者，阳之动也，脉当见九分而浮。过者，法曰太过；减者，法曰不及。

关前，寸脉也，寸为阳，脉当见九分而浮。九，阳数。过者，谓过于本位。减者，谓不及本位。过与不及皆病脉也。

遂上鱼为溢，为外关内格，此阴乘之脉也。

遂，谓脉直上直下也。经曰：阴气太盛，则阳气不得相营也。以阳气不得营于阴，阴遂上出而溢于鱼际之分，为外关内格。外关内格者，谓阳外闭而不下，阴从内出以格拒之，此阴乘阳位之脉也。

关之后者，阴之动也，脉当见一寸而沉。过者，法曰太过；减者，法曰不及。

关后，尺脉也，尺为阴，脉当见一寸而沉。一寸，阴数也。过与不及皆病脉也。

遂入尺为覆，为内关外格，此阳乘之脉也。

经曰：阳气太盛，则阴气不得相营也。以阴气不得营于阳，阳遂下入而覆于尺之分，内关外格也。内关外格者，谓阴内闭而不上，阳从外入以格拒之，此阳乘阴位之脉也。

故曰覆溢，是其真藏之脉，人不病而死也。

覆溢之脉，乃孤阴独阳之象，上下相离矣，故曰真藏之脉。真藏之脉谓无胃气以和之也。凡人得此脉者，即人虽不病，而亦未有不死者也。

四难曰：脉有阴阳之法，何谓也？

然。呼出心与肺，吸入肾与肝，呼吸之间，脾受谷味①**也，其脉在中。**

此言藏位上下之阴阳。心肺居上，其脉为阳，阳主呼出；肾肝居下，其脉为阴，阴主吸入；脾为中州，主受谷味，故其脉在中。

---

① 受谷味：清代徐大椿《难经经释》："按'受谷味'三字，亦属赘辞。"莫氏注文按正文处理，于义为长。

浮者阳也，沉者阴也，故曰阴阳也。

浮为阳，沉为阴，脉以浮沉而分阴阳之义，故曰阴阳也。

心肺俱浮，何以别之？

然。浮而大散者，心也；浮而短涩者，肺也。

肾肝俱沉，何以别之？

然。牢而长者，肝也；按之濡，举指来实者，肾也。脾者中州，故其脉在中，是阴阳之法也。

此言五藏之脉，浮中沉之分，形各不同。细以其象分之，即如心肺之脉，位居上焦，其脉俱系是浮。心者南方火，若脉来浮而大散者心也。心属火，大者火之令也，散者火之象也。肺者西方金，若脉来浮而短涩者肺也。肺属金，短者金之形也，涩者金之象也。即如肾肝之藏位居下焦，其脉俱系是沉。肝者东方木，若脉来牢而长，肝属木，牢者木之位也，长者木之象也。肾者北方水，若按之濡，举指来实者，肾属水，软者水之象也，实者水之沉实也。脾位居中，土之象也，故其脉不浮不沉而居中。如此分之，以别五藏阴阳之大法也。

脉有一阴一阳，一阴二阳，一阴三阳；有一阳一阴，一阳二阴，一阳三阴。如此之言，寸口有六脉俱动耶？

然。此言者，非有六脉俱动也，谓浮、沉、长、短、滑、涩也。浮者阳也，滑者阳也，长者阳也；沉者阴也，短者阴也，涩者阴也。所谓一阴一阳者，谓脉来沉而滑也；一阴二阳者，谓脉来沉滑而长也；一阴三阳者，谓脉来浮滑而长，时一沉也；所言一阳一阴者，谓脉来浮而涩也；一阳二阴者，谓脉来长而沉涩也；一阳三阴者，谓脉来沉涩而短，时一浮也。各以其经所在，名病逆顺也。

又设问答以明阴阳见于三部者，不单至也，惟其不单至，故有此六脉相兼而见也。浮者轻手得之，长者过于本位，滑者往来流利，皆阳脉也。沉者重手得之，短者不及本位，涩者往来艰涩，皆阴脉也。惟其相兼故有一阴一阳，又一阳一阴，如是之不一也。夫脉之所至，病之所在也。以脉与病，及经络藏府参之，某为宜，某为不宜，四时相应以不相应，以名病之逆顺也。

五难曰：脉有轻重，何谓也？

然。初持脉，如三菽之重，与皮毛相得者，肺部也。如六菽之重，与血脉相得者，心部也。如九菽之重，与肌肉相得者，脾部也。如十二菽之重，与筋平者，肝部也。按之至骨，举指来疾者，肾脉也。故曰轻重也。

此言持脉有轻重之法，与五藏相应相得，分上下之部位也。菽，豆也。以豆轻重之形，验脉浅深之象。肺最居上，假如三菽之重，与皮毛相得者，盖肺主皮毛则知肺部之脉也。六菽则又重矣，与血脉相得者，心主血脉则知心部之脉也。九菽则又重矣，与肌肉相得者，脾主肌肉则知脾部之脉也。十二菽较更重矣，与筋平者，肝主筋则知肝部之脉也。按之至骨，举指来疾者，盖肾主骨，肾脉沉疾则知肾部之脉也，故曰轻重也。然此持法以轻重形之，即浮中沉之意也。

六难曰：脉有阴盛阳虚，阳盛阴虚，何谓也？

然。浮之损小，沉之实大，故曰阴盛阳虚。沉之损小，浮之实大，故曰阳盛阴虚。是阴阳虚实之意也。

脉有阴阳虚实之分，指有浮沉轻重之别。损小者不足之脉也，实大者有余之脉也。若脉来浮之损小，沉之实大，浮为阳，沉为阴，故曰阴盛阳虚。若脉来沉之损小，浮之实大，故曰阳盛阴虚。以此推之，是知阴阳虚实之大意也。

七难曰：《经》言少阳之至，乍大乍小①，乍短乍长；阳明之至，浮大而短。太阳之至，洪大而长。太阴之至，紧大而长②。少阴之至，紧细而微③。厥阴之至，沉短而敦④。此六者，是平脉耶？将病脉也？

《经》言者，盖引《平人气象论》之篇而言也。以三阳三阴之脉，各有王时，故设此六者之问，以启下文各王之义耳。

---

① 乍大乍小：《素问·平人气象论》作"乍数乍疏"。

② 太阴……紧大而长：《脉经》卷五《扁鹊阴阳脉法第二》作"太阴之脉，紧细以长"。脉来曰"至"。

③ 少阴……紧细而微：《脉经》卷五《扁鹊阴阳脉法第二》作"少阴之脉，紧细"。

④ 而敦：《脉经》卷第五《扁鹊阴阳脉法第二》作"以紧"。

然。皆王脉①也。

其气以何月，各王几日？

然。冬至之后，得甲子②少阳王，复得甲子阳明王，复得甲子太阳王，复得甲子太阴王，复得甲子少阴王，复得甲子厥阴王。王各六十日，六六三百六十日，以成一岁。此三阳三阴之王时日大要也。

上言六者之至，既皆王脉也。然其气当在何月？各王几许日以应之也？然，三阳三阴之气以一岁言之则阳生于子，则当在冬至之日为始。以甲子之后言之，则少阳之王当主正月二月也。少阳之至，阳气尚微，阴气犹盛，故其脉乍大乍小、乍短乍长而未定也。二得甲子阳明王，当主三月四月也。阳明之至，阳气虽已渐盛，而阴气犹存，故其脉浮大而短，浮大阳也，短者阴也。三得甲子太阳王，当主五月六月也。太阳之至，阳气极盛，故其脉洪大而长，俱阳也。夫阳极盛，则变而之阴矣。故四得甲子则太阴王，其时当主七月八月也。太阴之至，阴气尚微，阳气犹盛，故其脉紧大而长。紧者阴也，长者阳也。五得甲子少阴王，当主九月十月也。少阴之至，阴气渐盛，故其脉

---

① 王脉：指人体适应气象正常变化所表现的脉象，又称为旺脉。王，通"旺"，旺盛之意。下同。

② 得甲子：甲为十天干首位，子为十二地支首位，甲子，干支依次相配，古人用来纪日或纪年，本处用于纪日。从甲子开始，至癸亥止，共六十日，六十次轮一遍，一年中有六个甲子周，共三百六十日。《难经》明刻《医要集览六种》本"得"前有"初"字。

紧细而微，俱阴也。六得甲子厥阴王，当主十一月十二月也。厥阴之至，阳方始生，阴气盛极，故其脉沉短而敦。敦者，脉更沉石也。其王各六十日，正合六六三百六十日，以成一岁之法也。岁以六甲而终，盖少阳为阳之始，厥阴为阴之尽。少阳者胆也，甲木也，少阳主发生之气。厥阴者肝也，乙木也，故厥阴继冬而王。此一岁之中三阳三阴之王时日以应人身王脉之大要会也。

八难曰：寸口脉平而死者，何谓也？

然。诸十二经脉者，皆系于生气①之原。所谓生气之原者，谓十二经之根本也，谓肾间动气②也。此五藏六府之本，十二经脉之根，呼吸之门，三焦之原，一名守邪之神③。故气者，人之根本也，根绝则茎叶枯矣。寸口脉平而死者，生气独绝④于内也。

肾间动气，人所得于天以生之气也。肾藏属水，其象若坎，即天一生水之象，而木火土金以次相生，所以为生气之原、十二经之根本也。呼吸之门，言人之生气，由于关元、丹田、气海之原气上升，则能呼出，肾气足则能复

① 生气：即原气，又称元气。除本难外，尚可参阅一十四难、三十六难、三十八难、六十六难。
② 肾间动气：指两肾之间所藏的元阳之气。《难经集注》卷之一丁德用注："肾间动气者，谓左为肾，右为命门。"
③ 守邪之神：元气盛，抗邪之力强，邪气勿能侵犯，故名守邪之神。守，防守，防卫之意。
④ 独绝：独，惟独。绝，缺乏。《圣济总录》卷十三《劳风》引"绝"作"弱"，引申为非常虚弱。

吸入归元，故谓呼吸之门。三焦之原者，乃肾间动气，即命门相火也。命门为相火之原，三焦为相火之用，三焦之气上升下降，其原本于肾间动气，故谓三焦之原。守邪之神，谓原气胜则邪气不能侵，原气绝则死，譬如树之根绝而茎叶自然枯矣。寸口脉平而死者，谓尺脉已绝不起矣，故知生气独绝于内也。此寸口脉平，非谓寸关尺三部之脉俱平也。若三部之脉俱平，则人何便至于死也。本文虽不言尺，而尺脉已绝可知矣。此即十四难之后文云上部有脉，下部无脉，其人当死，义相通也。

九难曰：何以别知藏府之病耶？

然。数者，府也；迟者，藏也。数则为热，迟则为寒。诸阳为热，诸阴为寒。故以别知藏府之病也。

此言分别藏府之病，以脉之迟数而可知也。然数者阳脉也，主府之病，迟者阴脉也，主藏之病。脉数则为阳邪，脉迟则为阴邪。诸阳府之病则为热，诸阴藏之病则为寒。以此推之，可知藏府之病也。

十难曰：一脉为十变①者，何谓也？

然。五邪刚柔相逢②之意也。

五邪，谓虚实微正贼之五邪也。谓甚为刚，微为柔，

---

① 一脉为十变：指一脏的脉象变为十种脉象。本难举心与小肠为例，论述五脏、五腑之邪互相干犯所出现十种不同的脉象变化。

② 五邪刚柔相逢：指脏腑失调可以相互传变。五邪，指脏腑失调的病气。刚柔，指脏腑，腑属阳为刚，脏属阴为柔。相逢，即下文的"相干"，相互侵犯之意。

非阳刚阴柔也。相逢者，为藏府之脉相逢，各干犯而为病也。五邪或甚或微，遂成十变，故云一脉为十变也。

假令心脉急甚者，肝邪干心也；心脉微急者，胆邪干小肠也。

兹以心脉为例，则诸藏府之脉，皆可类推矣。心脉主王于夏，脉当洪大，急者弦急，肝脉也，以心而见急甚者，是知肝邪干心也。心与小肠相为表里，肝与胆相为表里。微急者，胆脉也，故知胆邪干小肠也。肝与胆，东方甲乙木也，心与小肠，南方丙丁火也，木生火，此从后来者，谓之虚邪。

心脉大甚者，心邪自干心也；心脉微大者，小肠邪自干小肠也。

大，脉来洪大也。心脉洪大，是心邪自干心也。心脉微大，是小肠之邪自干小肠也。心自干心为正邪。

心脉缓甚者，脾邪干心也；心脉微缓者，胃邪干小肠也。

缓，迟缓，脾之脉也。以心而见缓甚者，是脾邪干心也。脾与胃相为表里，心脉微缓者，是胃邪干小肠也。脾胃，中央土也。火生土，此从前来者，谓之实邪。

心脉涩甚者，肺邪干心也；心脉微涩者，大肠邪干小肠也。

涩，艰涩，肺之脉也。以心而见涩甚者，是肺邪干心也。肺与大肠相为表里，心脉微涩者，是大肠干小肠也。

肺与大肠，西方庚辛金也。火克金，此从其所胜者，谓之微邪。

心脉沉甚者，肾邪干心也；心脉微沉者，膀胱邪干小肠也。

沉，沉石，肾之脉也。以心而见沉甚者，是肾邪干心也。肾与膀胱相为表里，心脉微沉者，是膀胱邪干小肠也。肾与膀胱，北方壬癸水也。水克火，此从所不胜而来者，谓之贼邪。

五藏各有刚柔邪，故令一脉辄变为十也。

五藏之脉各有五邪，五邪各分刚柔，其邪之变，二五为十，故令一藏之脉辄变为十也。

十一难曰：《经》言脉不满五十动而一止，一藏无气者，何藏也？

然。人吸者随阴①入，呼者因阳②出，今吸不能至肾，至肝而还，故知一藏无气者，肾气先尽也。

《经》言者，所引《灵枢·根结》篇而言也。动脉至也，五十动者，合天地造化大衍之数也，言人之脉息，昼夜循环，无少间断。若脉五十动而无止者，五藏皆受气；四十动一止者，一藏无气；三十动一止者，二藏无气；二十动一止者，三藏无气；十动一止者，四藏无气；不满十动一止者，五藏无气。今脉不满五十动而一止者，是一藏

---

① 阴：指肝肾。四难云："吸入肾与肝。"
② 阳：指心肺。四难云："呼出心与肺。"

无气也。平人之脉，一呼脉再动，一吸脉再动，谓一动肺，一动心，一动肝，一动肾。一息五动者，脾位居中，脉在呼吸之间，其一动者脾脉也。故谓吸者随阴入，呼者因阳出。今吸不能至肾，至肝而还，故知一藏无气者，肾气先尽也。尽，犹衰竭也，则不能自至于肾，故至肝而还也。

十二难曰：《经》言五藏脉已绝于内①，用针者反实其外；五藏脉已绝于外②，用针者反实其内。内外之绝，何以别之？

《经》言者，此引《灵枢·九针十二原》第一篇而言也。此戒用针之误，以成实实虚虚之害，故设为此问也。

然。五藏脉已绝于内者，肾肝气已绝于内也，而医者反补其心肺。五藏脉已绝于外者，心肺气已绝于外也，而医反补其肾肝。阳绝补阴，阴绝补阳③，是谓实实虚虚，损不足而益有余。如此死者，医杀之耳。

藏府有上下之位，心肺在上，肾肝在下。内外者，上下也。补泻因虚实之分，虚用补，实用泻，针之法也，理之当也。若以肝肾虚而反补心肺，心肺虚而反补肾肝，是

---

① 五藏脉已绝于内：五藏，据下文是指肝肾之脉。内，五难指脉的深层，为肝气与肾气所行之部。绝于内，指脉象极为微弱，重按时指端难以感觉到。

② 绝于外：指脉象极为微弱，轻按不得。外，指脉的浅层，是心气与肺气所行之部。

③ 阳绝……补阳：阳为外，指心与肺；阴为内，指肾与肝。

谓实实虚虚。如此死者，宁非医杀之耶！用针用药其义实同，"绝"字当作"虚"字解。此篇前人有云当在六十难之后，合用针补泻之法，以类相从，必后人失序故也。

十三难曰：《经》言见其色而不得其脉，反得相胜之脉者，即死，得相生之脉者，病即自已①。色之与脉，当参相应，为之奈何？

《经》言者，此引《灵枢·邪气藏府病形》第四篇而言也。色脉生克之见，如木生火，火生土，土生金，金生水，水生木，谓之相生；木克土，土克水，水克火，火克金，金克木，谓之相克。克，胜也。五色者，如肝色青，心色赤，脾色黄，肺色白，肾色黑是也。五脉者，春脉弦，夏脉洪，四季脉缓，秋脉涩，冬脉石是也。设见其色，而不得其脉，谓色脉之不相得也。色脉既不相得，看得何脉，得相胜之脉即死，得相生之脉，病即自已。已，愈也。参，合也。

然。五藏有五色，皆见于面，亦当与寸口②、尺内③相应。假令色青，其脉当弦而急；色赤，其脉浮大而散；色黄，其脉中缓而大；色白，其脉浮涩而短；色黑，其脉沉濡而滑。此所谓五色之与脉，当参相应也。

---

① 相胜……病即自已：这是根据五脏及色脉的五行所属，分析其相生相克关系。如肝色青，得心脉为木生火，得肾脉为水生木，两者均为相生之脉。得肺脉为金克木，得脾脉为木克土，均为相胜之脉。

② 寸口：指寸口脉，包括寸关尺三部。

③ 尺内：指前臂内侧从腕横纹至肘横纹的皮肤。

言五色之见于面上者，在外可征，五脉之诊于指下者，在内当合。假令色青脉弦，色赤脉大，色黄脉缓，色白脉涩，色黑脉沉，正色之与脉相应相合也。

脉数，尺之皮肤亦数①；脉急，尺之皮肤亦急；脉缓，尺之皮肤亦缓；脉涩，尺之皮肤亦涩；脉滑，尺之皮肤亦滑。

此言诊视之法，不但色之与脉，当相参相应，即尺内之皮肤，亦与脉当相应也，所谓形症色脉，俱相合也。

五藏各有声色臭②味，当与寸口尺内相应，其不相应者病也。

此言声色臭味，亦当与脉相应也。肝脉弦，其色青，其声呼，其臭臊，其味酸；心脉洪，其色赤，其声笑，其臭焦，其味苦；脾脉缓，其色黄，其声歌，其臭香，其味甘；肺脉涩，其色白，其声哭，其臭腥，其味辛；肾脉沉，其色黑，其声呻，其臭腐，其味咸。此谓相应也。若肺色白，多哭好辛喜腥，其声色臭味，皆肺之症，俱相应也。如以肺病而见心脉不相应者，故病也。

假令色青，其脉浮涩而短，若大而缓为相胜；浮大而

---

① 脉数……皮肤亦数：《难经集注》卷之二丁德用注："数即心也，所以臂内皮肤热也。"《难经经释》："数者，一息六七至之谓，若皮肤热如何能数？此必传写之误，不然，则文义且难通矣。"丁注将数字释为热，于医理尚通，今姑从之。

② 臭（xiù 秀）：同"嗅"。指鼻部嗅觉能感知的气味，分为臊、焦、香、腥、腐，统称"五臭"。下同。

散，若小而滑为相生也。

色青者肝也，其脉来浮涩而短，是肺之脉，金克木也，是为贼邪。又若大而缓，是脾脉，木克土也，是为微邪。此二者皆谓之相胜。其脉浮大而散，是心脉，木生火也。若脉来沉而滑，是肾脉，水生木也。此二者是谓之相生。举肝经之色为例，余可类推矣。

经言知一为下工，知二为中工，知三为上工。上工者十全①九，中工者十全八，下工者十全六，此之谓也。

复引经言以结上文之义。言上工者，能知五藏声色臭味，又知寸口、尺内脉之相应，又知相胜相生之理，知此三者，治病十可全九；中工者，能知五藏声色臭味，及寸口、尺内脉之相应，而不知相胜相生之理，则治病十可全八；下工者，但知五藏，声色臭味而已，故治病十可全六也。

十四难曰：脉有损至，何谓也？

然。至之脉，一呼再至曰平，三至曰离经，四至曰夺精，五至曰死，六至曰命绝，此至之脉也。何谓损？一呼一至曰离经，再呼一至曰夺精，三呼一至曰死，四呼一至曰命绝，此损之脉也。至脉从下上②，损脉从上下③也。

---

① 全："痊"的古字，痊愈。

② 从下上：指病自下向上传变，即症状出现次序由骨、筋、肌肉至皮毛。

③ 从上下：指病自上向下传变，即症状出现次序由皮毛、血脉、肌肉、筋至骨。

平人之脉，一呼再至，一吸再至，呼吸定息，脉来四至，闰以太息，而五至者，皆平脉也。脉来息数，增于至数之上谓之至，减于至数之下谓之损。一呼三至者，脉出于常数之外，谓之离经。三至，即六至之脉也，其邪主热；四至者，即八至之脉也，主火盛水衰，故谓之夺精。五至者，呼吸则是十至也，脉数极矣，故主死；六至则又极矣，故曰命绝。此至数渐增之脉也，故随脉之至数，主上之相应如此。损脉减于常数，与至脉对待而言，正相反也。故呼吸二至曰离经，其曰夺精，曰死与命绝，其应亦皆相同，此至数渐减之脉也。言迟寒数热，脉理之常，至若损脉曰命绝之极，非独寒之谓也。要之，阳气衰绝，真元已脱，故曰命绝。至脉从下而逆于上，由肾而之肺也，损脉从上而减于下，由肺而之肾也。至脉之数，从下而渐增于上，损脉之数，从上而渐减于下，故曰至脉从下上，损脉从上下也。

　　损脉之为病奈何？

　　然。一损损于皮毛，皮聚而毛落；二损损于血脉，血脉虚少，不能荣于五藏六府；三损损于肌肉，肌肉消瘦，饮食不为肌肤；四损损于筋，筋缓不能自收持；五损损于骨，骨痿不能起于床。反此者，至于收病也①。从上下者，骨痿不能起于床者死；从下上者，皮聚而毛落

---

　　①　至于收病也：《难经本义》滑寿注："至于收病也，当作至脉之病也。"

者死。

此言损脉之为病也。五藏之位，肺居最上，肺主皮毛；心居肺下，心主血脉；脾胃居中，脾主肌肉；肝居脾下，肝主筋；肾居最下，肾主骨；各以其所主而见其所损也，故损脉之为病，从上下也。反此者，与至脉相反也。至于收病也，于收二字①，当作"至脉之病也"，故至脉则从下上也。

治损之法奈何？

然。损其肺者，益其气；损其心者，调其荣卫；损其脾者，调其饮食，适其寒温；损其肝者，缓其中；损其肾者，益其精。此治损之法也②。

此言治损之法也。肺主气，损肺当益元气。心主血脉，损心当调气血。脾主肌肉，损脾当调和饮食，以适其四时之寒温。肝主筋，又主怒，损肝当舒其筋，平其怒，和其中气，故损其肝者缓其中。缓者，和缓也。经曰肝苦急，急食甘以缓之之义也。肾主精，损肾当益其精，此治损之大法也。

脉有一呼再至，一吸再至；有一呼三至，一吸三至；有一呼四至，一吸四至；有一呼五至，一吸五至；有一呼六至，一吸六至；有一呼一至，一吸一至；有再呼一至，

---

① 于收二字：《难经本义》滑寿注："疑为衍文，当删。"

② 此治损之法也：宋代李子野《黄帝八十一难经纂图句解》作"此损至之法也"。《难经经释》："言治损而不言治至者，盖损至之脉，虽有从上下、从下上之殊，而两者之病状则一，故言治损，而治至之法亦备矣。"

再吸一至；有呼吸再至①。脉来如此，何以别知其病也？

此重言损至之脉为问，其曰呼吸再至，即一呼一至，一吸一至之谓，据本②文而言，当有三呼一至，三再至，必后人之误也。

然。脉来一呼再至，一吸再至，不大不小曰平。一呼三至，一吸三至，为适得病。前大后小，即头痛目眩；前小后大③，即胸满短气。

脉来一息四至，不大不小，至数调匀，平人之脉也。若一息六至，数脉也，适得病，未甚也。前谓寸，后谓尺。寸大尺小，其邪在上，故主头痛目眩；寸小尺大，其邪在内，故主胸满气短。

一呼四至，一吸四至，病欲甚，脉洪大者，苦烦满；沉细者，腹中痛；滑者伤热；涩者中雾露。

此言八至之脉也。病主渐进于甚，脉若洪大有余，病在三阳，为阳盛之脉，故主心腹烦满不宁之苦。脉若沉细在下者，病在三阴，为阴盛之脉，故主腹中作痛。滑者阳气有余，故主伤热。涩者阴气有余，故主中雾露。雾露之寒伤人荣血，血受寒，故脉涩也。

一呼五至，一吸五至，其人当困，沉细夜加，浮大昼

① 有呼吸再至：《难经本义》滑寿注："其曰呼吸再至，即一呼一至，一吸一至之谓，疑衍文也。"

② 本：原作"不"，据手抄本改。

③ 前大后小……前小后大：前后，指寸口脉的关前关后，关前为寸，关后为尺。大小，指脉象，即大脉、小脉（又称细脉）。

加，不大不小，虽困可治，其有大小者，为难治。

脉有十至，邪热过盛，其人自当困矣。若沉细者，其邪在里，故病主夜剧；脉若浮大者，其邪在阳，故病主昼剧。不大不小，谓脉不浮不沉，不大不细，病虽困极，犹为可治，惟大小不一者为难治。

一呼六至，一吸六至，为死脉也，沉细夜死，浮大昼死也。

一息脉有十二至，阳亢极也，故为死脉。沉细主阴，故夜死；浮大主阳，故昼死也。

一呼一至，一吸一至，名曰损，人虽能行，犹当着床，所以然者，血气皆不足故也。

一息脉来二至，所谓损者，血气皆耗损矣，故名曰损。脉已见损，其人虽能强行，犹当着床而卧矣。所以着床者，正惟血气皆不足故也，

再呼一至，再吸一至，再呼吸至①，名曰无魂，无魂者当死也，人虽能行，名曰行尸。

两息之间，脉来两动，损之极也，故名曰无魂，脉既无魂，其死必矣。即或人虽能行，此则尸之行也，故曰行尸。

上部有脉，下部无脉，其人当吐，不吐者死。上部无脉，下部有脉，虽困无能为害。所以然者，人之有尺，譬

卷之上

二一

---

① 再呼吸至：《难经本义》滑寿注："此四字见前衍文。"明本《难经》《脉经》并无。

如树之有根，枝叶虽枯稿①，根本将自生。脉有根本，人有元气，故知不死。

上部寸也，下部尺也，寸脉有而尺脉无，要知邪在上焦，其气上逆，故主当吐。若不吐者而尺脉无，必因肾气已绝，故当死。若寸脉无而尺脉有，其人元气虽虚，而肾元根本之脉尚在，故未至于害。人之尺脉，犹树之有根，枝叶喻寸脉也，寸脉虽无而尺脉根本未伤，枝叶之发将自生也。脉有根本，人之元气未伤，故知不死。

十五难曰：《经》言春脉弦，夏脉钩，秋脉毛，冬脉石，是王脉耶？将病脉也？

《经》言者，引《素问》"平人气象""玉机②真藏"二篇，参错其文而言也。设问弦钩毛石之四脉，是四时之王脉耶？抑将③为病之脉也？

然。弦钩毛石者，是四时之脉也。春脉弦者，肝东方木也，万物始生，未有枝叶。故其脉之来，濡弱而长，故曰弦。

天布四时之令，人气应之，脉有弦钩毛石者，是则四时之正气也。弦脉者，天气应于春，人气应于肝，地气应于木。木者，春之令也。万物始生之时，枝叶未敷，故其脉之来，其力软弱，如枝之长，而应指和缓，故名曰弦。

---

① 稿：古通"槁"，干枯。下同。《难经本义》作"槁"字。
② 机：原作"肌"，据《素问·玉机真藏论》改。
③ 抑将：还是。

夏脉钩者，心南方火也，万物之所茂，垂枝布叶，皆下曲如钩。故其脉之来疾去迟^①，故曰钩。

钩脉者，天气应于夏，人气应于心，地气应于火。火者，夏之令也。万物皆已茂盛，其枝叶垂布，下曲如钩，故其脉之应，来疾去迟，如钩之象，故名曰钩。

秋脉毛者，肺西方金也，万物之所终，草木华叶，皆秋而落，其枝独在，若毫毛也。故其脉之来，轻虚以浮，故曰毛。

毛脉者，天气应于秋，人气应于肺，地气应于金。金者，秋之令也。草木华叶，至秋皆落，其枝若毫毛之状，故其脉之应，力来轻虚浮涩，如毛之象，故名曰毛。

冬脉石者，肾北方水也，万物之所藏也，盛冬之时，水凝如石，故其脉之来，沉濡而滑，故曰石。此四时之脉也。

石脉者，天气应于冬，人气应于肾，地气应于水。水者，冬之令也。万物至冬皆藏，水凝如石之状，故其脉之来，沉软而滑，如石之象，故名曰石。春弦夏洪秋毛冬石，此皆四时之王脉也。

如有变奈何？

脉逆四时谓之变，如脉有变于四时，其主病之变奈何？

---

① 来疾去迟：言脉的每次搏动过程中，脉波由起始至高峰为来，由高峰至回落为去。来、去，指脉的来、去。疾、迟，即快、慢。

然。春脉弦，反者为病，何谓反?

然。其气来实强，是谓太过，病在外；气来虚微，是谓不及，病在内。气来厌厌聂聂①，如循②榆叶曰平；益③实而滑，如循长竿④曰病；急而劲益强，如新张弓弦曰死。春脉微弦曰平，弦多胃气⑤少曰病，但弦无胃气曰死，春以胃气为本。

脉弦而和缓，春时之正脉也。若脉气之来，实强太过者，其病之邪，主是邪在外来；脉气之来，虚微不及者，其病之邪，主是内生。厌厌聂聂，取喻榆叶和柔之象，故曰平人无病之脉。若脉来益实有力，如循长竿之状，即是肝气有余，故曰病。急，弦急也。若劲急而益强有力，如新张弓弦之状，此即纯弦之脉，全无胃气以和之，故主曰死。所以春令之脉，贵乎微弦而有胃气曰平。若弦脉过多，胃气衰少曰病。若但纯弦而无胃气者曰死。所谓胃气者，弦不甚弦，其中自有冲和之气，故春令之脉，必以冲和胃气为本。

夏脉钩，反者为病，何谓反?

然。其气来实强，是谓太过，病在外；气来虚微，是

① 厌厌聂聂（zhè 浙）：厌厌，软弱的样子。聂聂，柔和的样子。
② 循：抚摩。《经籍籑诂》卷十一："循，谓摩顺也。"
③ 益：《素问·平人气象论》作"盈"。
④ 如循长竿：形容弦滑而直的脉象。
⑤ 胃气：反映为脾胃功能的元气，称为胃气。全身及五脏皆禀气于胃，四季脉均以胃气为本。从本难论述可知，胃气脉为从容柔和、均匀流利、有神有根的脉象。

谓不及，病在内。其脉累累如环①，如循琅玕②曰平；来而益数，如鸡举足者③曰病；前曲后居，如操带钩曰死。夏脉微钩曰平，钩多胃气少曰病，但钩无胃气曰死，夏以胃气为本。

脉洪而和缓，夏时之正脉也。太过不及，皆病脉也，所谓举一隅，则三隅可知。累累如环，谓脉形如珠，累累如环之象。如循琅玕，又如循玉滑润和柔之意，故谓平人无病之脉。如鸡举足者，言脉形劲而有力，故主有病之脉。前曲后居，谓按之坚而搏，寻之实而据，象如操钩，故曰死。所以夏令之脉，贵乎微洪而有胃气曰平。若钩脉过多，胃气衰少曰病。但钩而无胃气曰死。故夏令之脉，必以冲和胃气为本。

秋脉毛，反者为病，何谓反？

然。其气来实强，是谓太过，病在外；气来虚微，是谓不及，病在内。其脉来蔼蔼如车盖，按之益大曰平；不上不下，如循鸡羽曰病；按之萧索，如风吹毛曰死。秋脉微毛曰平，毛多胃气少曰病，但毛无胃气曰死，秋以胃气为本。

蔼蔼，谓脉之形，如草丛杂貌。车盖，形圆之意。益大谓微毛之象，故曰平。不上不下，谓脉涩滞不利，如不

---

① 累累如环：累累，连续不断。如环，如玉环滚动。
② 琅玕：如玉的美石。
③ 者：原脱，据《素问·平人气象论》、《难经集注》卷之二、《难经本义》补。

上下之形。鸡羽，谓如循鸡羽之劲而有力，即太过也，故曰病。萧索者，谓脉力萧索不振之貌，又如风吹毛，谓轻浮无力，全无胃气以和之，故曰死。所以秋令之脉，贵乎微毛而有胃气曰平。若毛脉过多，胃气衰少曰病。但毛而无胃气者曰死。故秋令之脉，必以冲和胃气为本。

冬脉石，反者为病，何谓反？

然。其气来实强，是谓太过，病在外；气来虚微，是谓不及，病在内。脉来上大下锐①，濡滑如雀之喙曰平；啄啄连属，其中微曲曰病；来如解索，去如弹石曰死。冬脉微石曰平，石多胃气少曰病，但石无胃气曰死，冬以胃气为本。

雀啄之形，言上大下小，软滑似雀嘴之象，故曰平。诸本皆写啄字，误也，考《平人气象》②篇，其义可知也。啄啄连属，言脉来频频数至而顿一止者，是病脉也，故曰病。解索，如索之解而分散。弹石为脉之应指，搏击有力。解索弹石，一属虚极，一属太过，皆无胃气者，故曰死。所以冬令之脉，贵乎微石而有胃气曰平。若石脉过多，胃气衰少曰病。但石而无胃气者曰死。故冬令之脉，必以冲和胃气为本。其来如解索，去如弹石，此二句在《四言举要》又云：来如弹石，去如解索。二义相通，兹

---

① 上大下锐：即轻按脉形宽大，重按细小的脉象。上、下，指脉的浅部、深部。

② 平人气象：即《素问·平人气象论》。

故不改。

胃者，水谷之海，主禀。四时皆以胃气为本，是谓四时之变，病、死、生之要会也。

胃为仓廪之官，主受纳水谷，故谓水谷之海。四时之脉皆以胃气为本，胃气主禀于四时，是故四时之变病，而以胃气为主，以决人死生之要会也。

脾者，中州也，其平和不可得见，衰乃见耳，来如雀之啄，如水之下漏，是脾之衰见也。

脾位居中，故谓中州。脾土寄王于四季，不得独主于四时，若四藏之脉和平，则脾脉在其中矣，故平和不可得见。衰乃见者，其脉之来，如雀之啄木，连啄数至而顿止；如屋水之下漏，停顷少时而复来。此二者，乃脾衰之见脉也，雀啄屋漏，命能久乎？

十六难曰：脉有三部九候，有阴阳，有轻重，有六十首，一脉变为四时，离圣久远，各自是其法，何以别之？

三部，寸关尺也。九候，浮中沉也，每部各有浮中沉，三三则为九候。脉有阴阳，浮大动滑数为阳，沉涩弱弦微为阴。轻重者，如三菽、六菽轻重之类也。一脉变为四时，如春弦、夏洪、秋毛、冬石之四时也。六十首，按《素问·方盛衰》篇曰：圣人持诊之道，先后阴阳而持之，奇恒之势，乃六十首。王注为奇恒之势六十首，今世不存。则失其传者，由来远矣。童注谓：七难，冬至后得甲子少阳主之类，六甲而终者，非也。此篇之问，本文无答，盖缺文也。

然。是其病，有内外证。

此盖答辞，然与前不相合，当别有问辞也。

其病为之奈何？

问内外证之详也。

然。假令得肝脉，其外证：善潔①，面青善怒；其内证：脐左有动气，按之牢若痛②；其病：四肢满③，闭淋，溲便难，转筋。有是者肝也，无是者非也。

此言五藏色脉形证之应验。得肝脉，诊得弦脉也，肝属木。洁，清洁。青，肝色也。肝主怒，肝病故善怒。脐左有动气，即肝之积，名曰肥气，按之不移而牢若痛。牢，谓牢守其位。脾主四肢，肝病故令四肢满。闭，气闷而不通。淋，小便痛者为淋。溲，即小便也。便难，大④便闭涩而难通。肝主筋，肝病则令转筋而抽掣也。凡有是症者，则主肝之病也，无是者，非肝也。

假令得心脉，其外证：面赤，口干，喜笑；其内证：脐上有动气，按之牢若痛；其病：烦心，心痛，掌中热而哕。有是者心也，无是者非也。

① 潔：瘈疭抽搐之证。潔，《难经本义》同。《难经集注》作"挈"。按《广韵·屑韵》："潔，经典用挈"。《玉篇·纟部》："潔，俗絜字"。据此，潔、潔、絜三字并同。李今庸《读古医书随笔·难经析疑一则》"这里当是瘈字省广旁而挈，又借作絜"。善潔，瘈疭多发之证。

② 牢若痛：即坚硬而疼痛。若，同连词"而"。

③ 四肢满：即四肢肿。

④ 大：原作"小"，据手抄本改。

得心脉，诊得洪脉也。心属火，故面赤。心有火，故令口干。心主喜，心火盛，故喜笑。脐上有动气，即心之积，名曰伏梁，故按之不移而牢若痛。心病，故令烦心而懊侬不宁。心热，故令心痛。掌中乃手心主劳宫穴也。盖真心不受邪，受邪者，心包络也。哕，干呕也。心病则火盛，故作干哕。有是病者，则心之病也，无是者非也。

假令得脾脉，其外证：面黄，善噫，善思，善味①；其内证：当脐有动气，按之牢若痛；其病：腹胀满，食不消，体重节痛，怠惰嗜卧，四肢不收。有是者脾也，无是者非也。

得脾脉，诊得缓脉也。脾属土，面故黄。噫，嗳声也。脾气不运，故作嗳声。脾主思，故善思。脾主谷，故善味。当脐有动气，即脾之积，名曰痞气，故按不移而牢若痛。脾为中州，脾病则中气不运，故作胀满。脾主消磨，脾气弱，故令食不消。脾主肌肉，故令体重，而令肢节作痛。怠惰，倦懒无力。嗜卧，好睡也。脾主四肢，四肢不收，谓手足酸软无力，而不能收持。有是症者，则脾之病也，无是者非也。

假令得肺脉，其外证：面白，善嚏，悲愁不乐，欲哭；其内证：脐右有动气，按之牢若痛；其病：喘咳，洒淅寒热。有是者肺也，无是者非也。

---

① 善味：喜欢重味、美味。加藤宗博《卢经裒腋》："脾气不足而食无味，故好思有味物也。"

得肺脉，诊得涩脉也。肺属金，故色白。肺气虚，故作嚏。肺主悲，故令悲愁不乐，欲哭。脐右有动气，即肺之积，名曰息贲，故按之而牢若痛。喘，肺气壅塞作喘。咳，气逆上也。洒淅寒热，谓洒洒恶寒，淅淅发热。肺主皮毛，故主洒淅寒热。有是症者，则肺之病也，无是者非也。

假令得肾脉，其外证：面黑，喜恐欠；其内证：脐下有动气，按之牢若痛；其病：逆气，少腹急痛，泄如下重，足胫寒而逆。有是者肾也，无是者非也。

得肾脉，诊得沉脉也。肾属水，故面黑。肾气不足则为恐，阴阳相引则为欠。脐下有动气，即肾之积，名曰贲豚，故按之不移而牢若痛。逆气，谓气不归元，故令气逆上行，谓之逆气。小腹，肾所司也。急痛，腹内里急作痛。泄，大便泄泻。下重，气下坠也。足胫，足胫之内踝，肾之太溪穴也。肾病，则寒从足胫而逆于上。有是者，则肾之病也，无是者非也。

十七难曰：经言病或有死，或有不治自愈，或连年月不已，其死生存亡，可切脉而知之耶？

然。可尽知也。

此篇所问者三，答云可尽知也，而止答病之死症，余无所见，当有缺漏。

诊病若闭目不欲见人者，脉当得肝脉弦急而长，而反得肺脉浮短而涩者，死也。

闭目不欲见人者，肝病也。肝病脉当得弦长，此脉症相应，而反得肺脉，浮短而涩者，是金克木，故主死。

病若开目而渴，心下牢者，脉当得紧实而数，反得沉涩而微者，死也。

开目而渴，心下牢实者，心病也。脉宜实大而数，此脉症相应，反得沉涩而微者，是肾水克心火，故死。

病若吐血，复衄衄血者，脉当得沉细，而反浮大而牢者，死也。

吐血者，血从口吐出也。衄衄者，血从鼻中流出也。凡失血症，脉宜芤虚沉细不足，脉症相应。若反浮大而牢实有余，此系正气不足，而反邪气有余，故主死。

病若谵言妄语，身当有热，脉当洪大，而反手足厥逆，脉沉细而微者，死也。

谵言妄语及伤寒症热邪传里，阳明胃经之病，故宜身热。脉洪而大，是症脉相应。而反手寒至肘，足寒过膝，谓之厥逆。脉来沉细而微者，是阳症得阴脉，故死。

病若大腹而泄者，脉当微细而涩，而反得紧大而滑者，死也。

大腹，腹胀也。病本脾虚，中气不运，肠胃积滞不消，更兼肠胃不实而作泄泻，是症之脉，宜乎微细而涩。若反紧大而滑者，此系邪有余而正不足，故死也。

十八难曰：脉有三部，部有四经，手有太阴阳明，足

有太阳少阴，为上下部，何谓也？

三部者，以寸关尺分上下之部也。四经者，谓每部相对，合为四经也，手有太阴肺也、阳明大肠也，足有太阳膀胱也、少阴肾也。肺与大肠，其候在右寸，肾与膀胱，其候在左尺，而为上下部，其义何也？

然。手太阴、阳明金也，足少阴、太阳水也，金生水，水流下行而不能上，故在下部也。足厥阴、少阳木也，生手太阳、少阴火，火炎上行而不能下，故为上部。手心主、少阳火，生足太阴、阳明土，土主中宫，故在中部也。此皆五行子母更相生养者也。

此明上文部有四经之义。以肺居右寸之部位而言，故以太阴为首也。然手太阴肺也，阳明大肠也，皆属金。足少阴肾也，太阳膀胱也，皆属水。金生水，水性流下而不能上，故肾与膀胱而在左尺下部也。足厥阴肝也，少阳胆也，皆属木。手太阳小肠也，少阴心也，皆属火。木生火，火性炎上而不能下，故心与小肠，而在左寸上部也。手心主心包络也，少阳三焦也，皆属相火。足太阴脾也，阳明胃也，火生土，土居中宫，故脾与胃而在右关之中部也。所谓部有四经，以三部合之，则共十二经也。而右关中部之土，复生右寸之金，此皆五行子母相生相养之理也。

脉有三部九候，各何所主之？

然。三部者，寸、关、尺也；九候者，浮、中、沉也。上部法天，主胸以上至头之有疾也；中部法人，主鬲①以下至脐之有疾也；下部法地，主脐以下至足之有疾也。审而刺之者也。

此一节，当是十六难中答辞，错简在此。三部，寸、关、尺也。九候，每部各有天、地、人，谓之九候。审明也，刺针也，言三部之疾，各当审明其部而针刺之者也。

人病有沉滞②久积聚，可切脉而知之耶？

此下问答，亦未详所属。或曰：当是十七难中"或连年月不已"答辞耶。

然。诊病③在右胁有积气，得肺脉结④，脉结甚则积甚，结微则气微。

右胁，肺部也。结主有积聚之脉，诊肺脉见结，当知右胁有积气。盖积气有微甚，脉必从而应之。

诊不得肺脉，而右胁有积气者，何也？

然。肺脉虽不见，右手脉当沉伏。

肺脉虽不见结，右手脉当见沉伏，沉伏亦主积聚之脉，右手所以候肺也。

其外痼疾同法耶？将异也？

此承上文，复问外之痼疾与内之积聚，同此一法耶，

---

① 鬲：通"膈"。此指横膈膜。下同。

② 沉滞：指沉伏体内积滞之病。

③ 病：原脱，据明本《难经》补。

④ 肺脉结：即寸口脉见浮短而涩的肺脉时，出现不规则的歇止脉。据四难、十三难、十七难，作"浮短而涩"为宜。

抑各异也。

然。结者，脉来去时一止，无常数，名曰结也。伏者，脉行筋下也。浮者，脉在肉上行也。左右表里，法皆如此。

结者，脉来缓时一止，名曰结也，脉主里有结聚。伏者，脉行筋下。浮者，脉行肉上。伏主里，浮主表，所以异也。举前右胁为例，故此云左右表里，法皆如此。

假令脉结伏者，内无积聚；脉浮结者，外无痼疾；有积聚脉不结伏；有痼疾脉不浮结。为脉不应病，病不应脉，是为死病也①。

有是脉，无是病；有是病，无是脉。脉病不相应，故为死病也。

十九难曰：经言脉有逆顺，男女有恒②，而反者，何谓也?

脉有逆顺，男女有恒，言男女之脉，各有恒常之道也。男子尺脉恒弱，女子尺脉常盛，是其常也。若不顺而反常，其故何也?

然。男子生于寅，寅为木，阳也；女子生于申，申为金，阴也。故男脉在关上，女脉在关下。是以男子尺脉恒

———

① 人病……是为死病也：《难经经释》："人病以下至末，与前文不类，疑是五十二、五十五、五十六难等难内错简。"

② 恒：常。《难经集注》卷之二作"常"。

弱，女子尺脉恒盛，是其常也。

此言男女阴阳尺寸脉之不同。以男子生于寅，寅为三阳，乾之体也，故男子生于寅，义取此也。以女子生于申，申为三阴，坤之体也，故女子生于申，义亦取此。阳寸阴尺，男脉主于关上，故男子之脉恒盛于寸，寸为阳也；女脉主于关下，故女子之脉恒盛于尺，尺为阴也，此属阴阳之常道，若虞氏之图说则似乎鉴矣。

反者，男得女脉，女得男脉也。

其为病何如？

所谓反者，男子反得女脉而盛于尺，女子反得男脉而盛于寸，是谓相反也。复言反脉之为病，其症当何如？

然。男得女脉为不足，病在内。左得之，病则在左；右得之，病则在右，随脉言之也。女得男脉为太过，病在四肢。左得之，病在左；右得之，病在右，随脉言之，此之谓也。

男子尺脉恒弱，若反得女脉，是尺脉盛也，男子尺脉盛为不足者，是肾水不足，相火偏旺，故谓不足，其病主在内。女子寸脉恒弱，若反得男脉，是寸脉盛也，女子寸脉盛为太过者，是阴乘阳位，故谓太过。阳主外，故病在四肢，病之在左在右，各随脉而言之也。

二十难曰：经言脉有伏匿，伏匿于何藏而言伏匿耶？

然。为阴阳更相乘，更相伏也。脉居阴部而反阳脉见者，为阳乘阴也；虽阳脉时沉涩而短，此谓阳中伏阴也。脉居阳部而反阴脉见者，为阴乘阳也；虽阴脉时浮滑而长，此谓阴中伏阳也①。

此言脉有阴阳乘伏之义。伏，隐于其中也。匿，藏也。乘，驾于其上也。居，犹在也。阴，尺部也；阳，寸部也。脉居阴部而反阳脉见者，谓尺脉而反见浮滑长等之阳脉，此阳脉乘于阴位也。其尺部之脉，虽或时有偶见沉涩而短之阴脉，此谓阳中伏阴之脉也。脉居阳部而反阴脉见者，谓寸部而反见沉涩短之等脉，此阴脉乘于阳也。其寸部之脉，虽或时有偶见浮滑而长之阳脉，此谓阴中伏阳之脉也。

重阳②者狂，重阴③者癫。脱阳者见鬼，脱阴者目盲。

狂病属阳，故重阳者狂；癫病属阴，故重阴者癫。脱阳者，阳气绝也，故见幽阴之鬼；脱阴者，阴精绝也，故目盲无所见也。此五十九难之文，或错简在此。

二十一难曰：经言人形病，脉不病，曰生；脉病，形不病，曰死。何谓也？

然。人形病，脉不病，非有不病者也，谓息数不应脉数也。此大法。

---

① 虽阳脉……伏阳也：虽阳脉、虽阴脉，原作"脉虽"二字。张山雷《难经汇注笺正》："考《千金翼》则作虽阳脉时沉涩而短；虽阴脉时浮滑而长。乃始明白了解，可证今本《难经》之讹。"为是，据改。

② 重阳：指尺寸阴阳部位俱见阳脉。重，重复之意。

③ 重阴：指尺寸阴阳部位俱见阴脉。

形病脉不病，谓人颜色憔悴，是形有病也，诊其脉来息数调和，虽外貌有病，其人不久自愈，故曰生。脉病形不病，谓人外貌虽若无病，诊其脉或大、或小、或结、或促、或代止而有常数，怪异不一，残贼冲和之气，是脉不与形相应，乃脉病人不病也，故曰死。仲景曰：人病脉不病，名曰内虚，以无谷气，神虽困无苦。脉病人不病，名曰行尸，以无王气，卒眩仆不识人，短命则死。正此之谓也。

二十二难曰：《经》言脉有是动，有所生病①，一脉变为二病者，何也？

然。经言是动者，气也；所生病者，血也。邪在气，气为是动；邪在血，血为所生病。气主呴②之，血主濡之。气留而不行者，为气先病也；血壅而不濡者，为血后病也。故先为是动，后所生病③也。

此引《灵枢·经脉》篇而言也。言是动者，如肺经是动，则病肺胀满，膨膨④而喘咳，缺盆中痛，甚则交两手

---

① 《经》言……有所生病：本难认为经脉是动是病在气，所生病是病在血。历代注释认为本难"经言"是指《灵枢经》，但两者所述，在概念上有不尽相合之处。《灵枢·经脉》作"是动则病""是主某所生病者"。是主，即此经脉腧穴主治的意思。明代张景岳《类经》总结是动是"变常而为病"，所生病是"凡在五脏则各言脏所生病；凡在六腑，则或言气，或言血，或脉或筋，或骨或津液"。《难经经释》："是动诸病，乃本经之病。所生之病，则以类推而旁及他经者。"各家所述可资参考。

② 呴（xǔ 许）：同"煦"，温暖的意思。

③ 病：原脱，据本难及《难经集注》卷之三补。

④ 膨：此后原有"然"字，据《灵枢·经脉》删。

而臂厥，此为臂厥。是主肺所生病者。各经皆有是动，主所生病之类，此难以是动为气，所生病者血也。马玄台引经断为非，张三锡著《六要》①，其《经络考》②云最是，此篇不必强解。

二十三难曰：手足三阴三阳，脉之度数③，可晓以不？

此《灵枢·脉度》篇之文。第一难曰：一呼脉行三寸，一吸脉行三寸，呼吸定息，脉行六寸。人一日一夜，凡一万三千五百息，脉行五十度，周于身。谓一度主二百七十息，以一息六寸计之，则二六一十二丈，六七四丈二尺，此一度计行十六丈二尺也。此篇言十二经脉长短之数，亦合十六丈二尺也。手足三阴三阳，谓手有三阴三阳，足有三阴三阳，而十二经脉长短之度数，可晓其所以然否。

然。手三阳之脉，从手至头，长五尺，五六合三丈。

手三阴之脉，从手至胸中，长三尺五寸，三六一丈八尺，五六三尺，合二丈一尺。

足三阳之脉，从足至头，长八尺，六八四丈八尺。

足三阴之脉，从足至胸中，长六尺五寸，六六三丈六尺，五六三尺，合三丈九尺。

---

① 六要：即明代医家张三锡（叔承）著《医学六要》。

② 经络考：指《医学六要·经络考》："是动则为肺胀等症者，是经变动，则有此等。《难经》以是动为气，马玄台引经断为非，最是。"

③ 度数：即度量经脉长短的尺寸数。

人两足跷脉①，从足至目，长七尺五寸，二七一丈四尺，二五一尺，合一丈五尺。

督脉、任脉，各长四尺五寸，二四八尺，二五一尺，合九尺。

凡脉长十六丈二尺，此所谓经脉长短之数也②。

按：经脉之流行，手之三阳，从手至头；手之三阴，从胸走至手；足之三阳，从头下走至足；足之三阴，从足上走入腹。此举经脉之度数，故皆自手足。言人两跷脉，指阴跷脉也。阴跷脉起于跟中，自然谷之后，上内踝之上，直上循阴股入阴，循腹，上胸里，行缺盆，出人迎之前，入顺内廉，属目内眦，合足太阳脉，为足少阴之别络也。足三阳之脉，从足至头，长八尺。以同身之尺寸而言之，此所谓十二经脉长短之数，以合十六丈二尺之度数也。

经脉十二，络脉十五，何始何穷③也？

① 两足跷脉：莫熺据《难经本义》作"阴跷脉"解。熊宗立《勿听子俗解八十一难经》认为指阳跷。二说均未说明理由。《灵枢·脉度》云："跷脉有阴阳，何脉当其数？岐伯答曰：男子数其阳，女子数其阴，当数者为经，其不当数者为络也。"杨上善注云："男子以阳跷为经，以阴跷为络。女子以阴跷为经，以阳跷为络也。"脉长十六丈二尺，不包括络脉在内，跷脉计数时，男子取阳跷，女子取阴跷，所以只计二条。此说与二十六难络脉有阳跷、阴跷相符。

② 此所谓……之数也：谓后原有"十二"二字，上文所述经脉共计十六条，已超过十二经之数，显然与正文不合，今据《医要集览》删。《针灸甲乙经》、《黄帝内经太素》卷第十三《身度》"此所谓十二经脉长短之数也"十二字并作"此气之大经隧也"。

③ 穷：终极。

然。经脉者，行血气，通阴阳，以荣于身者也。其始从中焦，注手太阴、阳明；阳明注足阳明、太阴；太阴注手少阴、太阳；太阳注足太阳、少阴；少阴注手心主、少阳；少阳注足少阳、厥阴；厥阴复还注手太阴。

别络十五，皆因其原①，如环无端，转相灌溉，朝于寸口、人迎②，以处③百病，而决死生也。

此因上文经脉之寸度，而又推言经脉之行度也。直行者为之经，旁行者为之络。经有十二络，兼阳络阴络，脾之大络，为十五络也。言经脉之流行，其始从中焦，注手太阴、阳明，以次传至厥阴，厥阴复还注手太阴。其义已解在第一难，五十度复会于手太阴寸口之内矣。其别络十五，皆各因其原，始于传注，如环之无端，转相灌溉于身，复朝会于寸口、人迎。右关之前一分为气口，左关之前一分为人迎，以诊藏府之百病，以决人之死生吉凶也。

《经》云：明知终始，阴阳定矣。何谓也？

然。终始者，脉之纪④也。寸口、人迎，阴阳之气通

---

① 因其原：指别络顺着经脉的来源流向一起运行。因，随顺。原，来源。

② 人迎：有二说。一指足阳明胃经经穴，在挟喉两旁动脉处，是古代诊脉的部位。《难经本义》滑寿注："愚谓昔人所以取人迎气口者，盖人迎为足阳明胃经，受谷气而养五脏者也；气口为手太阴肺经，朝百脉而平权衡者也。"二是莫氏据晋代王叔和的解释"左关之前一分为人迎"。

③ 处：决断，诊断。

④ 纪：法度，纲领。

于朝使①，如环无端，故曰始也。终者，三阴三阳之脉绝，绝则死，死各有形，故曰终也。

此又复引《灵枢·终始》第九篇曰："凡刺之道，毕于终始，五藏为纪，阴阳定矣。"其义何所谓也？然，终始者，乃经脉流行之大纪纲也。寸口、人迎，乃阴阳之气通于朝使。朝，谓气血之朝会。使，谓阴阳之相使。始，如生物之始；终，如生物之终。欲知生死，以脉候之，阴阳之气通于朝使，如环之无端，则不病。一或不相朝使，则病矣。况三阴三阳之脉绝乎，绝必死矣。其死之形状，俱如下篇，尤宜参看也。

二十四难曰：手足三阴三阳气以绝②，何以为候？可知其吉凶不？

上言三阴三阳之气绝，绝则死，兹复明其死之候，其吉凶之验，可知其形状日期之相应否。

然。足少阴气绝，则骨枯。少阴者，冬脉也，伏行而

---

① 朝使：谓经脉气血的聚集与分出。

② 手足……气已绝：已，原作"以"，据《难经集注》卷之三、《难经本义》改。以通"已"。下文回答中三阴气绝缺手厥阴气绝。《灵枢·邪客》云："诸邪之在于心者，皆在于心之包络。包络者，心主之脉也。"可见本难手少阴气绝之候，实已包括手厥阴气绝在内。关于三阳经气绝的证候，尚可参见《素问·诊要经终论》。原文为："太阳之脉，其终也，戴眼，反折瘛疭，其色白，绝汗乃出，出则死矣。少阳终者，耳聋，百节纵，目寰绝系，绝系，一日半死。其死也，色先青白，乃死矣。阳明终者，口目动作，善惊，狂言，色黄，其上下经盛，不仁，则终矣。"

温①于骨髓，故骨髓不温，即肉不着骨，骨肉不相亲，即肉濡而却②，肉濡而却，故齿长而垢，发无润泽，无润泽者，骨先死。戊日笃，己③日死。

　　此下共七节，与《灵枢·经脉》篇之文大同小异。濡，即软字。少阴者肾也，肾主骨，其华在发。肾气绝，则内不能充满于骨，外不能荣润于发。肉濡而却，谓骨肉不相着而肉离却骨，故齿长而枯。肾属水，戊己土也。土克水，故以所不胜之日笃，己日死。

　　足太阴气绝，则脉不营其口唇。口唇者，肌肉之本也。脉不营，则肌肉不滑泽，肌肉不滑泽，则肉满，肉满④则唇反⑤，唇反则肉先死。甲日笃，乙日死。

　　脾主肌肉，其华在唇四白，脾绝则肉满唇反也。肉满，谓肌肉不润泽，而紧急膹膹矣。脾属土，木克土，故甲乙之胜日而死也。

　　足厥阴气绝，即筋缩引卵与舌。厥阴者，肝脉也。肝者，筋之合也。筋者，聚于阴器而络于舌本。故脉不营，

---

①　温：《灵枢·经脉》、《脉经》卷三《肾膀胱部第五》并作"濡"字。下句"骨髓不温"，"温"亦作"濡"。

②　却：退缩，引申为"萎缩"。

③　己：原作"巳"字，据明本《难经》《难经本义》改。下同。己，天干的第六位。

④　肉满：《灵枢·经脉》作"人中满"。从下句"唇反"症状看，肉满当指人中部位的皮肉肿满。

⑤　唇反：指口唇外翻。反，义同"翻"。

则筋缩急，筋缩急即引卵与舌，故舌卷卵缩①，此筋先死。庚日笃，辛日死。

肝者筋之合也，其华在爪，其充在筋。筋者，聚于阴器而络于舌本，肝绝则筋缩引卵与舌也。肝属木，金克木，故庚辛之笃日而死也。

手太阴气绝，即皮毛焦。太阴者，肺也，行气温于皮毛者也。气弗营②则皮毛焦，皮毛焦则津液去，津液去则皮节伤③，皮节伤则皮枯毛折，毛折者则气④先死。丙日笃，丁日死。

肺者气之本，其华在毛，其充在皮，肺绝则皮毛焦而津液去，皮节伤，以津液皆会于节也。肺属金，火克金，故丙丁之笃日而死也。

手少阴气绝，则脉不通，脉不通则血不流，血不流则色泽去，故面色黑如黧⑤，此血先死。壬日笃，癸日死。

心之合脉也，其荣色也，其华在面，其充在血脉。心绝则脉不通，血不流则色泽去。心属火，水克火，故壬癸

---

① 卵缩：指阴囊、睾丸收缩。

② 弗营：《灵枢·经脉》作"不荣"。《难经本义》作"不营"，《难经集注》作"弗荣"。弗同"不"，营通"荣"。

③ 皮节伤：皮肤关节损伤。

④ 气：《灵枢·经脉》《难经本义》并作"毛"。《脉经》卷三《肺大肠部第四》、《外台秘要》卷十六《虚劳上四十九》、《备急千金要方》卷第十七肺脏《肺脏脉论第一》、《难经集注》卷之三、《难经直解》各种版本并作"气"。且与下文手少阴气绝"血先死"体例相合，莫氏改毛为气，于义为长。

⑤ 黧：指黑中带黄的颜色。朱骏声《说文通训定声》"黧，黄黑也"。

之笃日而死也。

三①阴气俱绝者，则目眩转目瞑②。目瞑者为失志③，失志者则志先死，死即目瞑也。

三阴，通手足而言也。《灵枢·经脉》篇作五阴气俱绝，以手厥阴与手少阴同心经也。目眩转目瞑者，即所谓脱阴者目盲，此又其甚者也。故云目瞑者失志，而志先死也。陈氏曰：五藏阴气俱绝，则其志丧，目不见人而死矣。

六阳气俱绝者，则阴与阳相离。阴阳相离则腠理泄，绝汗④乃出，大如贯珠，转出不流，即气先死。旦占夕死，夕占旦死。

人之有生，惟赖真阳之气，气存则生，气亡则死。若手足六阳之气俱绝，则阴与阳相离而不合矣。阴阳相离，则腠理不固而汗自泄。绝汗出者，其形在额，大如贯珠而不流转，汗出不转，则气先死矣。其症旦见则主夕死，夕见则主旦死，真气一绝，则立死矣。

二十五难曰：有十二经，五藏六府十一耳，其一经者，何等经也？

---

① 三：《灵枢·经脉》、《备急千金要方》卷第十九肾脏《精极第四》、《外台秘要》卷十六《虚劳上四十九》并作"五"。

② 目眩转目瞑：眩，眼花。转，眼球向上翻。目瞑，闭上眼睛。

③ 失志：丧失意识。《素问·评热病论》"狂言者是失志，失志者死。"

④ 绝汗：指病危或濒死前的出汗，可见汗出如珠，着身而不流，或汗出如油不止。

然。一经者，手少阴与心主别脉也。心主与三焦为表里，俱有名而无形，故言经有十二也。

此篇言手足三阴三阳，乃十二经也。若人但言五藏六府，则是十一经耳。其一经者，是何等经也？此一问答，盖为发明手厥阴心包络之一经也。然此一经，乃手少阴与心主包络也，其经相连，其脉各往，故凡心病者，非心病也，乃邪干包络之为病也。愚按《经络考》云：心包络之藏在心下，横膜之上，竖膜之下。与横膜相粘而黄脂裹者，心也。其脂膜之外，有细筋如丝，与心肺相连者，心包络也。此经本有名有形，而言无形者，得非与心肺相连，以其藏形不甚显耶？其经络之起止，则起于腋下之天池穴，而止于手中指之中冲穴，与手少阳三焦相为表里，故言经有十二也。

二十六难曰：经有十二，络有十五，余三络者，是何等络也？

然。有阳络，有阴络，有脾之大络。阳络者，阳跷之络也；阴络者，阴跷之络也，故络有十五焉。

直行者谓之经，旁出者谓之络。每经皆有络，十二经有十二络。如手太阴肺络大肠、手阳明大肠络肺之类。今云络有十五，以其有阳跷之络、有阴跷之络及脾之大络也。阳跷之络，统诸阳络；阴跷之络，统诸阴络。脾之大络，名曰大包，又总统阴阳诸络，由脾之能溉养五藏也。

二十七难曰：脉有奇经八脉者，不拘于十二经，何也？

然。有阳维，有阴维，有阳跷，有阴跷，有冲，有督，有任，有带之脉。凡此八脉者，皆不拘于经，故曰奇经八脉也。

脉有奇正，十二经者，正脉也。奇经者，八脉也。奇经八脉，不拘于十二经，故曰奇经。奇正不相合，其义何也？然此八脉者，其一有阳维，盖阳维之脉，起于诸阳之会，由外踝而上行于卫分。其一有阴维，其阴维之脉，起于诸阴之交，由内踝而上行于荣分。阳维、阴维者，所以为一身之纲维也。其一有阳跷，其阳跷之脉，起于跟中，循外踝上行于身之左右。其一有阴跷，而阴跷之脉，亦起于跟中，循内踝上行于身之左右。阳跷、阴跷者，所以使机关之跷捷也。其一有督脉，而督脉起于会阴，循背而行于身之后，为阳脉之总督，而为阳脉之海。其一有任脉，而任脉亦起于会阴，循腹而行于身之前，为阴脉之承任，而为阴脉之海。其一有冲脉，而冲脉亦起于会阴，夹脐而行，直冲于上，为诸脉之冲要，而为十二经之海。其一有带脉，而带脉横围于腰，状如束带，所以总约诸脉者也。此八脉者，故曰奇经八脉也。

经有十二，络有十五，凡二十七气，相随上下，何独不拘于经也？

然。圣人图设沟渠，通利水道，以备不虞①，天雨降下，沟渠溢满，当此之时，霶霈妄行②，圣人不能复图也。此络脉满溢，诸经不能复拘也。

经络之行，自有常道。奇经之不拘于常道者，譬如圣人图设沟渠，以备通利水道之用。若天雨骤然降下，而霶霈妄行，则沟渠满溢，诸经不能复拘也。沟渠，喻十二经也。络脉满溢，喻奇经八脉也。

二十八难曰：其奇经八脉者，既不拘于十二经，皆何起何继也？

此承上章而言奇经八脉，既不由于十二经之拘，则奇经之行皆从何所起，复从何所而相继也。

然。督脉者，起于下极之俞，并于脊里，上至风府，入属于脑。

督之为言都也，为阳脉之海，所以都纲乎阳脉也。其脉起于下极之俞，下极，乃长强穴之下也。俞，穴俞也。督脉有二十七穴：其始本于**长强**穴（其穴在尾骶骨端），与足少阴会，并于脊里上行。历**腰俞**（其穴在二十一椎下），**阳关**（穴在十六椎下），**命门**（穴在十四椎下），**悬枢**（穴在十三椎下），**脊中**（穴在十一椎下），中枢（十

---

① 不虞：预料不到。虞，原作"然"，据《脉经》卷二《平奇经八脉病第四》改。

② 霶霈妄行：霶霈，同"滂沛"，形容水流湍急。妄行，指雨水泛滥妄行的水灾。"行"，原作"作"，《难经本义》同，据《难经集注》卷之三改。

椎下)①，**筋缩**（在九椎下），**至阳**（在七椎下），**灵台**（在六椎下），**神道**（在五椎下），**身柱**（在三椎下），**陶道**（在大椎下），**大椎**（在一椎下），与手足三阳会合。上**痖**②**门**（在项后入发际五分），会阳维，入系舌本，上至**风府**（在项后入发际一寸，大筋内，宛宛中），会足太阳、阳维，同入脑中，循**脑户**（脑户在枕骨上），**强间**（在百会后三寸），至**后顶**（在百会后一寸五分），上巅历**百会**（穴在顶中央旋毛中），至**前顶**（在百会前一寸五分），上**囟会**（百会前三寸，即囟门），至**上星**（在囟会前一寸），至**神庭**（囟会前二寸，直鼻上，入发际五分），为足太阳、督脉之会，循额中③至鼻柱，经**素髎**（穴在鼻准头也），下**水沟**（穴即人中），会手足阳明，至**兑端**（在唇上端），入**龈交**（上齿缝中），与任脉、足阳明交会而终，此督脉之起止也。

任脉者，起于中极之下，以上毛际，循腹里，上关元，至喉咽。

任者，妊也。为人生养之本，而为阴脉之海。其脉起于中极之下，少腹之内，会阴之分。任脉有二十四穴：其始本起于**会阴**（穴在两阴之间），上行而外出，循**曲骨**（在横骨上毛际陷中），上毛际，至**中极**（脐下四寸，膀胱

---

① 中枢十椎下：原脱，据李时珍《奇经八脉考》补。
② 痖：同"哑"。
③ 中：原作"上"，据李时珍《奇经八脉考》改。

之募），同足厥阴、太阴、少阴并行腹里，循关元（脐下三寸，小肠之募，三阴、任脉之会），历石门（即丹田也。在脐下二寸，三焦之募也），上气海（脐下一寸半宛宛中，男子生气之海），会足少阳、冲脉于阴交（脐下一寸，当膀胱上口，三焦之募）。循神厥（当脐中央），上水分（在脐上一寸，当小肠下口），会足太阴于下脘（脐上二寸，当胃下口）。历建里（脐上三寸），会手太阳、少阳、足阳明于中脘（脐上四寸，胃之募也）。至上脘（脐上五寸），巨阙（鸠尾下一寸，心之募也），鸠尾（蔽骨下五分），中庭（膻中下一寸六分陷中），膻中（玉堂下一寸六分，直两乳中间），玉堂（紫宫下一寸六分），紫宫（华盖下一寸六分），华盖（璇玑下一寸），璇玑（天突下一寸），上喉咙，会阴维于天突、廉泉（天突在结喉下四寸宛宛中，廉泉在结喉上，舌下中央）。上颐，循承浆（在唇下陷中），与手足阳明会于督脉，此任脉之起止也。

冲脉者，起于气冲，并足阳明之经，夹脐上行，至胸中而散也。

冲，为经脉之海，又曰血海。其脉与任脉，皆起于少腹之内胞中。其浮而外者，起于气冲（气冲穴，在少腹毛中两旁各二寸，横骨两端，动脉宛宛中，足阳明穴也）。并足阳明、少阴二经之间。循腹上行至横骨（足阳明去腹中行二寸，少阴去腹中行五分，冲脉行于二经之间也。横骨在阴上横骨中，宛如偃月，去腹中行一寸五分）。夹脐左右各五分，上行历**大赫**（横骨上一寸，去腹中行一寸五分），**气穴**（即胞门，一名子户，大赫上一寸，去腹中行一寸五分，少阴冲脉之会），**四满**（气穴上一寸），**中注**（四满上一寸），**肓俞**（中注上一寸），**商曲**（肓俞上一寸），**石关**（商曲上一寸），**阴都**（石关上一寸），**通谷**（阴都上一寸），**幽门**（通谷上一寸，夹巨阙两旁，各五分陷中），至胸中而散。冲脉无穴，其所行之穴，皆足少阴肾经之穴也。故阴虚弱症，气不归元，气逆上行而作喘，即冲脉之为病也。故冲脉为病，逆气而里急。左右凡二十四穴，此冲脉之起止也。

带脉者，起于季胁，回身一周。

带脉者①起于季胁足厥阴之**章门**穴，同足少阳循带脉穴，（章门，足厥阴、少阳之会，在季胁骨端，肘尖尽处是穴。**带脉**穴，属足少阳经，在季胁下一寸八分陷中）。围身一周，如束带然，又与足②少阳会于**五枢**（在带脉下三寸），**维道**（在章门下五寸三分）。左右凡八穴，皆足少阳之穴，此带脉之回身一周也。

阳跷脉者，起于跟中，循外踝上行，入风池。

阳跷者，足太阳之别脉。其脉起于跟中，出于外踝下，足太阳**申脉**穴（在外踝下五分陷中，容爪甲白肉际）。当踝后绕跟，以**仆参**为本（仆参穴，在跟骨下陷中，拱足

---

① 者：原脱，据李时珍《奇经八脉考》补。
② 足：原脱，据李时珍《奇经八脉考》补。

得之）。上外踝上三寸，以**附阳**为郄（附阳穴，在外踝上三寸，足太阳之穴也）。直上循股外廉，循胁后胛，上会手太阳、阳维于**臑俞**（在肩后大骨下，胛上廉陷中）。上行肩髆①外廉，会手阳明于**巨骨**（在肩尖端上行，又骨罅间陷中），会手阳明少阳于**肩髃**（在髆骨头肩端上，两骨罅陷②宛宛中，举臂取之有空）。上人迎，夹口吻，会手足阳明、任脉于**地仓**（夹口吻旁四分外，如近下有微脉动处）。同足阳明上而行**巨窌**③（夹鼻孔旁八分，直瞳子，平水沟），复会任脉于**承泣**（在目下五分，直瞳子陷中）。至目内眦，与手足太阳、足阳明、阴跷五脉，会于**睛明**穴（见阴跷下）。从睛明上行入发际，下耳后，入于**风池**而终（风池在耳后，夹玉枕骨下，发际陷中）。左右凡二十二穴，此阳跷脉之起止也。

阴跷脉者，亦起于跟中，循内踝上行，至咽喉，交贯冲脉。

阴跷者，足少阴之别脉。其脉亦起于跟中，足少阴**然谷**穴之后（然谷穴在内踝前下一寸陷中），同足少阴循内踝下**照海**穴（在内踝下五分），上内踝之上二寸，以**交信**为郄（交信在内踝骨上，少阴前，太阴后廉筋骨间）。直上循阴股入阴，上循胸里入缺盆，上出人迎之前，至咽

---

① 髆：同"膊"。肩膀，肩胛。

② 罅（xià 下）陷：缝隙的凹陷处。罅，缝隙。

③ 窌：同"髎"。

喉，交贯冲脉，入頄内廉，上行属目内眦，与手足太阳、足阳明、阳跷五脉，会于**睛明**而上行（睛明，在目内眦外一分，宛宛中）。左右凡八穴，此阴跷脉之起止也。

阳维、阴维者，维络于身，溢蓄不能环流灌溉诸经者也①。故阳维起于诸阳会②也，阴维起于诸阴交③也。

阳维，起于诸阳之会，其脉发于足太阳**金门**穴，在足外踝下一寸五分，上外踝七寸会足少阳于**阳交**，为阳维之郄（在外踝上七寸，斜属二阳之间）。循膝外廉，上髀厌，抵少腹侧，会足少阳于**居髎**（在章门下八寸，监骨④上陷中）。循胁肋，斜上肘上，会手阳明、手、足太阳于**臂臑**（在肘上七寸，两筋罅陷中，肩髃下一寸），过肩前，与手少阳会于**臑会**、**天髎**（臑会在肩前廉，去肩端三寸宛宛中。天髎在缺盆中上毖骨际⑤，陷中央），却会手、足少阳、足阳明于**肩井**（在肩上陷中央，缺盆上、大骨前一寸五分）。入肩后，会手太阳、阳跷于**臑俞**（在肩后大骨下胛上廉陷中），上循耳后，会手足少阳于**风池**（在耳后发际陷中）。上**脑空**（承灵后一寸半，夹玉枕骨下后中），**承灵**（正营后一寸五分），**正营**（目窗后一寸），**目窗**（临

① 溢蓄……诸经者也：明代熊宗立《勿听子俗解八十一难经》："此十二字或云衍文，或云当在下文亦不能拘之之下。"可参考。

② 诸阳会：各阳经相会之处的金门穴。

③ 诸阴交：各阳经相交之处的筑宾穴。

④ 监骨：即髁骨。《释骨》："两髁其旁临两股者，曰监骨，曰大骨，曰髁"

⑤ 毖（bì 必）骨际：此指肩胛骨的内上角。

泣后一寸），**临泣**（在瞳人直上，入发际五分陷中）。下额，与手足少阳、阳明五脉会于**阳白**（眉上一寸，直瞳人相对）。循头入耳，上至**本神**而止（本神直耳上，入发际中）。左右凡三十二穴，此阳维脉之起止也。

阴维，起于诸阴之交。其脉发于足少阴**筑宾**穴，为阴维之郄，在内踝上五寸，腨肉分中。上循股内廉，上行入小腹，会足太阴、厥阴、少阴、阳明于**府舍**（在腹哀下三寸，去腹中行四寸五分），上会足太阴于**大横**、**腹哀**（大横，在腹哀下一寸五分。腹哀，在日月下一寸五分，并去腹中行四寸半）。循胁肋会足厥阴于**期门**（直乳下一寸半）。上胸膈挟咽，与任脉会于**天突**、**廉泉**，上至顶前而终（天突，在结喉下四寸半宛宛中。廉泉，在结喉下二寸中央是穴）。左右凡一十四穴，此阴维脉之起止也。

比于圣人图设沟渠，沟渠满溢，流于深湖，故圣人不能拘通也，而人脉隆盛①，入于八脉而不环周，故十二经亦不能拘之。其受邪气，畜②则肿热，砭射之也。

奇经八脉，惟督、任二经有穴，余六经皆系于十二经之穴，但与六经之交会，非冲脉、带脉、阳跷、阴跷、阳维、阴维之自有穴也。细考经络穴名，其义自得。然阳维、阴维者，维络于身，若二维之脉，或值满溢，或有畜止，则气血之行，即不能环流以灌溉诸经者也。其奇经八

---

① 盛：原脱，据《难经集注》卷之三、《难经本义》补。

② 畜：通"蓄"。积聚。下同。

脉，溢畜不能环流灌溉诸经者，譬如圣人图设沟渠，以利水道，设遇天雨降下，沟渠满溢，流于深湖，即圣人亦不能复拘而通利也。八脉隆盛，入于八脉而不能环周，故十二经亦不能拘之。其八脉各有所受邪气，则遂畜止而不环周，畜则必变，肿而为热矣，是知经脉不可畜止，止则急当砭石以射之。射之者，即刺出肿热之血也。

二十九难曰：奇经之为病何如？

然。阳维维于阳，阴维维于阴，阴阳不能自相维，则怅然失志①，溶溶不能自收持②。

此言奇经之为病也。维，持③也。阴若不能维于阴，则怅然失志；阳设不能维于阳，则溶溶不能自收持。溶溶，懈慢之貌。

阳维为病苦寒热，阴维为病若心痛。阴跷为病，阳缓而阴急④。阳跷为病，阴缓而阳急。冲之为病，逆气而里急。督之为病，脊强而厥。任之为病，其内苦结，男子为七疝⑤，女子为瘕聚⑥。带之为病，腹满，腰溶溶⑦若坐水

---

① 怅然失志：怅然，神志恍惚的样子。失志，即失意，不得志。

② 溶溶不能自收持：不能自己控制。溶溶，倦怠乏力的样子。

③ 持：扶助。

④ 阳缓而阴急：阳脉弛缓而阴脉急缩拘挛。

⑤ 七疝：七种疝病。《诸病源候论》卷之二十《疝病》："厥疝、癥疝、寒疝、气疝、盘疝、胕疝、狼疝。"

⑥ 瘕聚：指腹部包块，聚散无常，推移可动的一类病症。

⑦ 腰溶溶：古林正祯《难经或问》："溶者，是谓腰缓慢无力，若坐水中而不便利也。"

中。**此奇经八脉之为病也**①。

阳维行诸阳而主卫，卫主气，气主表，故阳维为病，苦发寒热。阴维行诸阴而主荣，荣为血，血属心，故阴维为病，苦主心痛。两跷脉病，若在阳则阳结急，在阴则阴结急。受病者急，不病者自和缓也。冲脉起于气冲，夹脐上行，至胸中，故逆气而里急。督脉行背，主脊里，故脊强而厥。任脉起于会阴，循腹里，上关元，故病苦内结，男为七疝，女为瘕聚也。带脉围身一周，病主在腰，故病腹满腰溶溶。溶溶，又水盛也，故如在水中之状。此奇经八脉之为病也。

三十难曰：荣气之行，常与卫气相随不？

然，《经》言人受气于谷，谷入于胃，乃传于②**五藏六府，五藏六府皆受于气。其清者为荣，浊者为卫，荣行脉中，卫行脉外，营周不息，五十而复大会，阴阳相贯，如环之无端，故知荣卫相随也。**

此引《灵枢·荣卫生会》第十八篇而言也，此篇之旨

---

① 此奇经八脉之为病也：关于奇经八脉的病症，本难所述并未完全包括，如《素问·刺腰痛》谓："阳维之脉，令人腰痛，痛上怫然肿"。《灵枢·大惑论》载"阳气满则阳跷盛"致目不瞑，"阴气盛则阴跷满"致目闭。《素问·上古天真论》云："任脉虚，太冲脉衰少，天癸竭，地道不通，故形坏而无子。"《灵枢·五音五味》：（妇人）"冲任之脉，不荣口唇，故须不生焉。"天宦者"其任冲不盛，宗筋不成，有气无血，唇口不荣，故须不生。"说明奇经病证尚与腰痛、睡眠、男女生殖生育等病症有关，可参阅。

② 于：《灵枢·营卫生会》、《难经集注》卷之三、《难经本义》作"与"。于，通"与"，作"给"解。

发明宗气、卫气之不同。荣气者，宗气也；卫气者，谷气也。盖脉不自行，随气而至，气行则行，气止则止。然人荣卫之气，皆禀受于水谷之气之所化也。凡谷入于胃，而脾为胃行其津液，乃传于五藏六府，其五藏六府皆受水谷精华之气。其升降之用，清浊之化，气之清者为荣，而行于内，气之浊者为卫，而行于外。荣者阴血，阴性精专，故荣行脉中；卫者阳气，阳性慓悍，不随宗气而行，而自行于各经皮肤、分肉之间，故卫行脉外。人身之气，所以有荣气、卫气之分，故荣气者，宗气也，而宗气之行于脉中，卫气之行于脉外也。其血气之荣周于身，昼夜流行，无一息之间断，脉行五十度而周于身，而复大会于肺经之太渊穴，阴阳转相贯通，如环之无端，故知荣卫之相随，而有宗气、卫气之别也。故《素问》曰：荣者，水谷之精气则清；卫者，水谷之悍气则浊。精气行于脉中，悍气行于脉外。是故荣行脉中，卫行脉外也。

卷之下

三十一难曰：三焦者，何禀何主①？何始何终？其治常在何许？可晓以不？

此篇分别三焦之位，各有司治之所。所谓三焦者，属手少阳经也。一云三焦为原气之别使，一云有名而无形。若系有名无形，则三焦之经，要见何所禀而何所主？三焦之气，从何所始而何所终？且所治之穴，要知在何许处也？此般诸义，皆可晓其所以然之从来否？

然。三焦者，水谷之道路，气之所终始也。上焦者，在心下，下鬲，在胃上口，主内而不出。其治在膻中，玉堂下一寸六分，直两乳间陷者是。中焦者，在胃中脘，不上不下，主腐熟水谷。其治在脐旁。下焦者，在齐下②当膀胱上口，主分别清浊，主出而不内，以传道③也，其治

---

① 何禀何主：即承受什么，主管什么。主，原作"生"。据下文答辞"主内而不出""主腐熟水谷""主出而不内"，以作"主"为是。"生"、"主"疑形近而误。今改正。下同。

② 在齐下：原脱，据《黄帝内经太素》卷第八《经脉之一》杨注引八十一难、《医要集览丛书·难经》、《勿听子俗解八十一难经》、明代张世贤《图注八十一难经》补。齐，通"脐"。

③ 道：通"导"。下同。

在脐下一寸。故名曰三焦①，其府在气街②。

　　人身一元之大气，皆系于三焦之气，升降出入而为用也，故为原气之别使。人身之藏府，皆有名有形，有禀有主。如肝禀气于木，生于水，心禀气于火，生于木之类，五藏之所禀所主，莫不皆然。惟三焦之经，云有名无形，而所禀所主，则元气与胃气而已。故云三焦乃水谷之道路，气之所终始也。何者？试审上焦之位，其在心下，下鬲，却在胃之上口。其气之为用，主纳受饮食，纳而不出。其所治之穴，在任脉之膻中穴，乃玉堂穴之下一寸六分，直两乳中间陷者是也。其中焦之位，在胃之中脘，不上不下之间。其气之为用，主腐熟水谷。其所治之穴，在脐旁胃之天枢穴也。其下焦之位，当在膀胱上口。真气之为用，主分别大小便之清浊也，故专主出而不纳，以为传送水谷之道也，故名曰三焦。其所治之穴，在脐下一寸，即任脉之阴交穴也。"其府在气街"④这一句，疑错简或衍。三焦自属诸府，不应又有府也。以此参之，则三焦之经，虽曰有名无形，然三焦之位，与夫主气之司，所治之穴，所寓之处，即三焦之所形也。而命门为相火之原，

难经直解

五八

----

　　① 故名曰三焦：此句原在"以传道也"之后，据《难经本义》《难经集注》卷之三移置于"其治在脐下一寸"之后。
　　② 其府在气街：莫氏据《难经本义》作"疑错简或衍"。此说不可从。府，指气汇聚的地方。气街，不是穴位名，指气的道路。《灵枢·卫气》："请言气街，胸气有街，腹气有街，头气有街，胫气有街。"本难气街，由上、中、下三焦之气汇聚之处组成，即上文的膻中、脐旁、脐下一寸构成的三焦之气的通道。

三焦为相火之用，故为原气之别使。其气之升降出纳，总属人身一气之流行于三焦，故曰水谷之道路，气之所终始也。

三十二难曰：五藏俱等，而心肺独在鬲上者，何也？

然。心者血，肺者气。血为荣，气为卫，相随上下，谓之荣卫，通行经络，营周于外，故令心肺在鬲上也。

此言藏位上下之分，五藏俱相同等，而心肺独在鬲上者，其义何也？然，心肺之在鬲上者。盖心为君主，肺为相傅，心主血，肺主气，血荣气卫，通行经络，营周不息。鬲者隔也，凡人心下有鬲膜，前齐鸠尾，后齐十一椎，周围着脊，所以遮隔浊气，不使上熏心肺，故令心肺在鬲上也。经云鬲肓之上，中有父母①。此之谓也。

三十三难曰：肝青象木，肺白象金。肝得水而沉，木得水而浮；肺得水而浮，金得水而沉。其意何也？

此言五行合化之理，以肝肺二藏之义而喻言之也。肝者东方木也，其色青，其象木；肺者西方金也，其色白，其象金。肝属木，在水宜乎浮也，何得水而反沉；肺属金，在水宜乎沉也，何得水而反浮。其故何也？

---

① 鬲肓……中有父母：文见《素问·刺禁论》。杨上善注："心下鬲上为肓。心为阳，父也，肺为阴，母也。肺主于气，心主于血，共营卫于身，故为父母。"

然。肝者，非为纯木也①。乙角也②，庚之柔③。大言阴与阳，小言夫与妇。释其微阳，而吸其微阴之气④，其意乐金。又行阴道多⑤，故令肝得水而沉也。

肺者，非为纯金也⑥。辛商⑦也，丙之柔⑧，大言阴与阳，小言夫与妇。释其微阴，婚而就火⑨，其意乐火，又行阳道多⑩，故令肺得水而浮也。

肺熟而复沉，肝熟而复浮者，何也？故知辛当归庚，乙当归甲⑪也。

然肝者木，肝为乙木，非为纯木也，何者？乙之音角

① 肝者……纯木也：肝在五行属木，为乙木，但它与庚金相配，吸金的"微阴之气"，所以说"肝非纯木"。

② 乙角也：十天干中甲、丙、庚、壬属阳性刚，乙、丁、己、辛、癸属阴性柔。阴干配脏，阳干配腑，又配属五行、五音。甲乙为木，配角音；丙丁为火，配徵音；戊己为土，配宫音；庚辛为金，配商音；壬癸为水，配羽音。乙角为阴木，属肝。

③ 庚之柔：十天干按顺序每隔五位进行阴阳相配，即甲己、乙庚、丙辛、丁壬、戊癸。属阴的乙木与属阳的庚金相配，故称乙木为庚之柔。

④ 释其微阳……微阴之气：原句谓乙木释放它微弱的阳气，吸收庚金中微弱的阴气。在五行中木旺于春，其时阴气尚盛，阳气犹微，故称微阳；又舍于秋，其时阳气尚盛，阴气犹微，故曰微阴。释，释放；吸，吸取。

⑤ 行阴道多：金旺于秋，秋气阴气寒气渐盛，故称行阴道多。

⑥ 肺者……纯金也：肺在五行属金，为辛金，但它与丙火相配，"婚而就火"，所以说肺非纯金。

⑦ 辛商：辛商为阴金，属肺。

⑧ 丙之柔：属阴的辛金与属阳的丙火相合，故称辛金为"丙之柔"。

⑨ 释其……婚而就火：即辛金释放它微弱的阴气，与丙火相配合。婚，指阴阳配合。

⑩ 行阳道多：火照于夏，夏日阳气偏盛，故称行阳道多。

⑪ 辛当……乙当归甲：辛金应当归配庚金，成为纯粹的金时便下沉；乙木应当归配于甲木，成为纯粹的木时便上浮。

也，盖乙庚化金，故乙为庚之柔。大而言之，则阴与阳之道。小而言之，犹夫与妇之义，而释去其甲木之微阳，而自吸受其乙木微阴之气，乙与庚合，故其意乐金，且金又行阴道多，而肝位在下，故令肝得水而沉者此也。然肺者金，肺为辛金，非为纯金也，何者？辛之音商也，盖丙辛化水，故辛为丙之柔。大而言之，则阴与阳之道。小而言之，即夫与妇之义，而自释去其辛金之微阴，婚而就丙火之相配，故其意乐火。且火又行阳道多，而肺位在上，故令肺得水而浮者此也。五运合化之理，其在《五运行大论》篇曰：素天之气，经于亢氐昂毕。盖乙在亢氐之位，庚在昂毕之位，所以乙庚化金，而乙庚之岁，皆以金为初运，而为客运之迁变，故谓乙庚化金。玄天之气，经于张翼娄胃。盖丙在张翼之位，辛在娄胃之位，所以丙辛化水，而丙辛之岁，皆以水为初运，而为客运之迭移，故谓丙辛化水。肺熟而复沉，肝熟而复浮者，乃合化之气散矣，故辛复归于庚，乙复归于甲也。此难虽无关于要用，然五行合化微妙之理，苟非探求运气之奥旨，是义乌足以发明之。

三十四难曰：五藏各有声色臭味液①**，皆可晓知以不？**

然。《十变》②**言：肝色青，其臭臊，其味酸，其声**

---

① 液：原脱，《难经本义》："声色臭味下欠液字。"又四十难："肝主色，心主臭，脾主味，肺主声，肾主液。"五脏有"液"，今据补。下同。

② 十变：古医经名，今已无考。

呼，其液泣。

心色赤，其臭焦，其味苦，其声言，其液汗。

脾色黄，其臭香，其味甘，其声歌，其液涎。

肺色白，其臭腥，其味辛，其声哭，其液涕。

肾色黑，其臭腐，其味咸，其声呻，其液唾。

是五藏声、色、臭、味、液也。

此言五藏各有声色臭味，兼之与液相通也。《十变》者，言声色臭味，五藏错综，互相有之，故云《十变》。肝属木，故色青。臊者，肝之气，故臭臊。曲直作酸①，木之味也，故味酸。呼者，肝之声也。泣者，肝之液也。心属火，故色赤。焦者，心之气，故臭焦。炎上作苦，火之味也，故味苦。言者，心之声也。汗者，心之液也。脾属土，故色黄。香者，脾之气，故臭香。稼穑作甘，土之味也，故味甘。歌者，脾之声也。涎者，脾之液也。肺属金，故色白。腥者，肺之气，故臭腥。从革作辛，金之味也，故味辛。哭者，肺之声也。涕者，肺之液也。肾属水，故色黑。腐者，肾之气，故臭腐。润下作咸，故味咸。呻者，肾之声也。唾者，肾之液也。此是五藏之声色臭味而兼五液之相通也。

五藏有七神，各何所藏耶？

---

① 曲直作酸：语出《尚书·洪范》："润下作咸，炎上作苦，曲直作酸，从革作辛，稼穑作甘。"意思是向下润湿的水产生咸味，向上燃烧的火产生苦味，可曲可直的木产生酸味，在熔化以后可顺从人的意愿改变形状的金属产生辣味，土里生长的庄稼产生甜味。

然。藏者，人之神气所舍藏也。故肝藏魂，肺藏魄，心藏神，脾藏意与智，肾藏精与志也。

七神者，识神也。藏者，藏也。人之识神，藏于内也。魂主升，肝藏居左属木，龙之象也。故肝藏魂。魄主降，肺藏居右属金，虎之象也。故肺藏魄。心主神，心藏居南属火，离之象也。故心藏神。脾主思，其藏居中属土，坤之象也。故脾藏意与智。肾主精，肾藏居北属水，坎之象也。故肾藏精与志也。此因五藏之用而言五藏之神，是故五用著于外，七神蕴于内也。

三十五难曰：五藏各有所府，皆相近，而心、肺独去大肠、小肠远者，何也？

然。经言心荣肺卫，通行阳气，故居在上。大肠、小肠传阴气而下，故居在下，所以相去而远也。

五藏者，心、肝、脾、肺、肾也。五藏各有所居之位，其府与藏皆相近者，如脾与胃，肝与胆，肾与膀胱，俱相近也。而心肺居在上部，大小肠居在下部，其相去远者，何也？然。心荣肺卫，通行阳气，故居在上；大肠、小肠，传行阴气，故居在下。肺与大肠，心与小肠其经络虽相为表里，而心肺在上，行清阳之气，大肠、小肠，行浊阴之气，清浊之气自有隔分，不可混淆，所以相去远也。

又诸府者，皆阳也，清净之处，今大肠、小肠、胃与膀胱，皆受不净，其意何也？

此承上文而言。然阳既行清气，诸府亦皆阳也，宜乎行清净之处。今大肠、小肠、胃与膀胱，其所受盛之物，皆污秽不净者，其意何也？

然。诸府者谓是，非也。经言：小肠者，受盛①之府也；大肠者，传泻行道②之府也；胆者，清净③之府也；胃者，水谷之府也；膀胱者，津液之府也。一府犹无两名，故知非也。小肠者，心之府；大肠者，肺之府；胆者，肝之府；胃者，脾之府；膀胱者，肾之府。

谓诸府为清净之处者，其说非也。今大肠、小肠、胃与膀胱，各有受盛，则非阳之清净矣。各有五藏之府，固不得而两名也。盖诸府之体为阳而用则阴，经所谓浊阴归六府是也。云诸府皆阳，清净之处，惟胆足以当之。

小肠谓赤肠，大肠谓白肠，胆者谓青肠，胃者谓黄肠，膀胱者谓黑肠，下焦之所治也。

此以五藏之色分别五府，而皆以肠名之也。下焦一句所治属膀胱，谓膀胱当下焦所治，主分别清浊者也。

三十六难曰：藏各有一耳，肾独有两者，何也？

然。肾两者，非皆肾也，其左者为肾，右者为命门。命门者，诸神精之所舍，原气之所系也，男子以藏精，女子以系胞，故知肾有一也。

---

① 受盛：接受容纳来自胃中的水谷。
② 传泻行道：传送输泻小肠的糟粕。
③ 清净：此指贮藏清澈洁净胆汁。《灵枢·本输》作"中精"。

此言肾藏之体，其即坎之象也，肾有两者，犹坎之两阴爻也。命门者，即坎之中爻也，坎象属水体也，命门属火用也。夫人之初生，先生命门与两肾，即天一生水之义也。肾与命门，本属一气，故言其气与肾通，为十二经之根本，呼吸之门，三焦之原。原者即生气之元，谓肾间动气也，此禀真阳之火，以为立命之基，故仙家谓之神气，医家谓之先天。然人之两尺脉，总皆肾也，而言左为肾，右为命门者，盖以命门真阳之火，寄于右尺诊也。按十二经中，只有心包络与三焦相为表里，未尝有所谓命门也，但命门之火居于肾中，故命门为相火之原，三焦为相火之用，命门与包络、三焦俱属相火，故以右尺之脉，以候肾中真阳之火耳。非谓十二经之外，又多一命门也。然命门者，诸神精之所舍，原气之所系也，盖肾藏精，精化气，气化神，故谓诸神精之所舍。舍，居也。命门为相火之原，十二经之根本，故谓原气之所系也。其男子以藏精，女子以系胞者，总属天一之水，真阳之火，而原气之所用也。扁鹊虽分肾有两者，其实真元之一气也，愚考命门之穴，在脊之第十四椎下，乃督脉之穴名也，不知经络之详者，猜言命即心包络，其说非也。

三十七难曰：五藏之气，于何发起？通于何许？可晓以不？

然。五藏者，当上关于九窍也，故肺气通于鼻，鼻和则知香臭矣；肝气通于目，目和则知黑白矣；脾气通于口，口和则知谷味矣；心气通于舌，舌和则知五味矣；肾气通于耳，耳和则知五音矣。

此言五藏之气其流注之始，在于何所而发起，其相通之气在于何许？而各归其相通之藏。今其答文止言五藏通于九窍之义，而不及五藏之发起，或有缺文。愚按五藏发起，当如二十三难流注之说。上关九窍，谓耳二，目二，鼻二，口一，舌一，喉一。又云：上止七窍，其二窍者，前后阴也。其考《灵枢》①亦作七窍。五味，酸、苦、甘、辛、咸也。五音，宫、商、角、徵、羽也。

五藏不和，则九窍不通，六府不和，则留结为痈。

此结上起下之辞。五藏阴也，阴不和则病在内，故九窍之气不通利矣。六府阳也，阳不和则病在外，故留结而为痈矣。

邪在六府，则阳脉不和，阳脉不和则气留之，气留之则阳脉盛矣。邪在五藏，则阴脉不和，阴脉不和则血留之，血留之则阴脉盛矣。阴气太盛，则阳气不得相营也，故曰关②。阳气太盛，则阴气不得相营也，故曰格③。阴阳俱盛，不得相营也，故曰关格。关格者，不得尽其命而死矣。

血为荣，气为卫，营卫调和，则气血自然营运，是谓

---

① 灵枢：此指《灵枢·脉度》篇。
② 关：原作"格"，《素问·六节藏象论》《灵枢·终始》《灵枢·禁服》并以阴盛极为关，阳盛极为格，据改。
③ 格：原作"关"，据《素问·六节藏象论》《灵枢·终始》《灵枢·禁服》改。

之和。若邪在六府，则为阳邪，阳气不和，则邪留于皮肤，故阳脉盛矣。邪在五藏，则为阴邪，阴气不和，则邪留于肉里，故阴脉盛矣。阴甚则格阳，使阳气不相通故曰格。阳盛则闭阴，使阴血不能行，故曰关。阴阳俱盛，则气血不得和营而成关格，关格者，安能尽其命而有不死者乎？

经言气独行于五藏，不营于六府者，何也？

然。夫气之所行也，如水之流，不得息也。故阴脉营于五藏，阳脉营于六府，如环无端，莫知其纪，终而复始，其不覆溢。人气内温于藏府，外濡于腠理。

此因上章"营"字之义而推及之也。所谓气卫行于五藏，不营于六府，非不营于六府也，谓在阴经则营于五藏，在阳经则营于六府。脉气周流，如环无端，则无关格覆溢之患矣。而人之气内得温于藏府，外得濡于腠理矣。

三十八难曰：藏惟有五，府独有六者，何也？

然。所以府有六者，谓三焦也。有原气之别①焉，主持诸气，有名而无形，其经属手少阳，此外府也，故言府有六焉。

三焦有名无形，已解前二十五难中，兹不复赘。言三焦主持诸气，为原气之别使者，以原气赖其导引，潜行默运于一身之中，无有间断也。外府，指其经为手少阳而言。盖三焦有经无形，故云外府。三焦有名无形，言三焦

---

① 别：此下疑脱"使"字。本书六十六难云："三焦者，原气之别使也。"

之气分上中下之用，以其出纳腐熟，各有所司之不同，而为升降之默运，实一气之流行。如曰无形则可，若包络之藏，安可谓之俱有名而无形乎？若果无形，则横膜之上竖膜之下，有细筋如丝，与心肺相连者是何物也？斯言一出，遂使后人言命门与三焦、包络者，所以纷纷而不决也。

三十九难曰：经言府有五，藏有六者，何也？

然。六府者，止有五府也。五藏亦有六藏者，谓肾有两藏也。其左为肾，右为命门。命门者，精神之所舍也，男子以藏精，女子以系胞，其气与肾通，故言藏有六也。

府有五者，何也？

然。五藏各一府，三焦亦是一府，然不属于五藏，故言府有五焉。

前言藏有五府有六，此言府有五藏有六者，盖以肾之分作两也。肾之两者虽分左右有命门之别，然其气与肾通，其实皆肾也，不得言命门另为一藏矣。若将命门为一藏，则心包络之藏，手厥阴之经与手少阳经之配合，以为手足三阴三阳，十二经络，可得混乎？言五藏六府者，略包络也。六藏六府者，正一阴一阳之相为表里也。五藏五府，不必泥于本文，以起后人之惑。

四十难曰：经言肝主色，心主臭，脾主味，肺主声，肾主液。鼻者，肺之候①，而反知香臭；耳者，肾之候，

---

① 候：反映五脏病理、生理活动的体表征候。又称外候。

而反闻声，其意何也？

　　然。肺者，西方金也。金生于巳，巳者南方火。火者心，心主臭，故令鼻知香臭。肾者，北方水也。水生于申，申者西方金①。金者肺，肺主声，故令耳闻声。

　　此言先天五行之理，以喻人身五藏相通为用之义。肝窍在目，故主色；心属火，火主焦，故主臭；脾属土，脾气通于口，故主味；肺属金，金主声，故主声也；肾者水，水液皆本于肾，故主液。今肺而反知香臭，而肾反闻声者，盖金长生在巳，水长生在申，巳火申金，故令声臭之，所以复归于源也。

　　四十一难曰：肝独有两叶，以②何应也？

　　然。肝者，东方木也。木者，春也。万物始生，其尚幼小，意无所亲③，去太阴尚近，离太阳不远④，犹有两

---

　　① 金生于巳……西方金：金生于巳、水生于申：此为五行长生，是五行学说中金生水，水生木之外的又一种相生规律。十二地支按东（卯）、南（午）、西（酉）、北（子）顺次排列为子丑寅卯、辰巳午未、申酉戌亥，每隔四支（辰为第一），即第一、第五、第九，属五行中同一行，故巳酉丑属金，申子辰属水，亥卯未属木，寅午戌属火，其中存在着生一、壮五、终九的规律。见《淮南子·天文训》。金生于巳，金的第一位为巳，故生于巳。壮于酉，终于丑。水生于申，水的第一位为申，故生于申。壮于子，终于辰。

　　② 以：与。

　　③ 意无所亲：指不和任何一方特别亲近。

　　④ 去太阴……太阳不远：太阴、太阳，莫熺及丁锦《古本难经阐注》作脾、膀胱。滑寿《难经本义》指冬季、夏季。《难经经释》谓："肾水太阴为肝之母；心火太阳，为肝之子。"指肾与心。《难经集注》卷之四虞注指手太阴肺经，手太阳小肠经。此外尚有指七月、八月、脾与肾等。从原文分析，以植物萌生两叶，与肝有两叶比拟，太阴、太阳指冬夏季节为是。

心①，故有两叶②，亦应木叶也。

　　肝有两叶，应东方之木。木者，春也。万物始生，草木甲坼③，两叶之义也。太阴，足太阴脾也。太阳，足太阳膀胱也。盖木无水不生，无土不发，所以巳土与壬水相去不远，故以两心而喻言之也。

　　四十二难曰：人肠胃长短，受水谷多少，各几何？

　　然。胃大④一尺五寸，径⑤五寸，长二尺六寸，横屈⑥受水谷三斗五升，其中常留谷二斗，水一斗五升。小肠大二寸半，径八分分之少半，长三丈二尺，受谷二斗四升，水六升三合合之大半。回肠大四寸，径一寸寸之少半⑦，长二丈一尺，受谷一斗，水七升半。广肠大八寸，径二寸大⑧半，长二尺八寸，受谷九升三合八分合之一。故肠胃凡长五丈八尺四寸，合受水谷八斗七升六合八分合之一，此肠胃长短，受水谷之数也。

　　回肠，即大肠也。广肠，即肛门之总称也。

---

　　① 两心：指春季气候温暖，介于寒冬与炎夏之间，所以说两心。
　　② 两叶：《难经本义》："后篇（四十二难）谓肝左三叶右四叶，此云两叶，总其大要者尔。"
　　③ 甲坼：指草木种子外皮开裂而萌芽。坼，原作"拆"，据《难经本义》改。
　　④ 大：即指胃的外周长。
　　⑤ 径：直径。
　　⑥ 横屈：横位弯曲。
　　⑦ 寸之少半：原作"一寸半"，以直径与周长的比例计算，当为"一寸寸之少半"。今据《针灸甲乙经》卷二《第七》改。
　　⑧ 大：原脱，据下文"肛门重……八分合之一"句补。

肝重二①斤四两，左三叶，右四叶，凡七叶，主藏魂。

肝有七叶，应春木之有叶也。随神往来谓之魂，魂者，神明之辅弼也。魂主升，肝应春，以主发生，故肝藏魂。

心重十二两，中有七孔三毛②，盛精汁三合，主藏神。

上智之人，心有七孔三毛，心无窍，则神出入无门。两精相搏谓之神，神者，精气之所化也。心者，君主之官，神明出焉，故藏神。

脾重二斤三两，扁广三寸，长五寸，有散膏③半斤，主裹血④，温五藏，主藏意。

脾统血，散膏半斤，主裹血也。脾受水谷之气，分散五藏，其脾元之气，主温养五藏。意者，心之所之也，脾主思，故脾主藏意。

肺重三斤三两，六叶两耳⑤，凡八叶，主藏魄。

并精出入者，谓之魄。魄者，乃精气之辅佐也。魄主降，肺应秋以主降，故肺藏魄。

---

① 二：《难经集注》卷之四作"四"字。

② 七孔三毛：张山雷《难经汇注笺正》："所谓心有七孔者，盖即以发血回血之管而言，诸管皆与心房贯通，谓之为孔甚是……是心之血管，共有八支，则孔亦必有八，而乃止谓之七，尚是约略言之，非其真相……可见心之七孔，本是古人习惯之常语。""又谓三毛，则无稽之言，不知其何所指矣。"

③ 散膏：张山雷《难经汇注笺正》指胰腺组织。

④ 裹血：即统血。

⑤ 两耳：在旁突出之物为耳。两耳，指两侧支气管。

肾有两枚，重一斤一两，主藏志。

肾有二枚，中有命门，坎之象也。肾者，作强之官，伎巧出焉。故肾主藏志。

胆在肝之短叶间，重三两三铢，盛精汁三合。

胆在肝之短叶间，胆为清净之府，中正之官，决断出焉。铢者，二十四铢为一两，三铢乃一钱二分半也。胆盛之汁有三合之数。

胃重二斤一两，纡曲屈伸①**，长二尺六寸，大一尺五寸，径五寸，盛谷二斗，水一斗五升。小肠重二斤十四两，长三丈二尺，广二寸半，径八分分之少半，左回叠积十六曲，盛谷二斗四升，水六升三合合之大半。大肠重二斤十二两，长二丈一尺，广四寸，径一寸**②**，当脐右回叠积十六曲，盛谷一斗，水七升半。膀胱重九两二铢，纵广九寸，盛溺九升九合。口广二寸半，唇至齿长九分，齿以后至会厌，深三寸半，大容五合。舌重十两，长七寸，广二寸半。咽门重十二两，广二寸半，至胃长一尺六寸。喉咙重十二两，广二寸，长一尺二寸，九节。肛门重十二两，大八寸，径二寸大半，长二尺八寸，受谷九升三合，八分合之一。**

此篇之义，在《灵枢》三十一、三十二篇皆有之。越

---

① 纡（yū瘀）曲屈伸：指胃呈弯曲状态，伸直时测量。纡，屈曲，曲折。屈伸，屈曲与伸直。

② 寸：此后明本《难经》有"半"字。

人并为一篇，而后假增入五藏轻重，所盛所藏，虽觉前后重复，不害其为叮咛也。但其间受盛之数，各不相同之少为异耳。凡言径者，乃三分中之一分也。分之少半者，三分中之犹有一分也。其后之大肠广四寸，径当一寸，犹有寸之少半，言一寸者误也。合之太①半者，乃四分中之一分耳。二寸太半者，谓二寸之外，犹有三分中之一分也。

四十三难曰：人不食饮，七日而死者，何也？

然。人胃中当有留谷二斗，水一斗五升。故平人日再至圊②，一行③二升半，日行④五升，七日五七三斗五升，而水谷尽矣。故平人不食饮七日而死者，水谷津液俱尽，即死矣。

此与《灵枢·平人绝谷》篇大同小异。盖人无根本，饮食为命，胃实则肠虚，肠实则胃虚，更实更虚，故气得上下，五藏安定，血脉和利，精神乃居，故神者水谷之精气也。平人不食饮七日而死者，水谷津液皆尽也。故曰水去则荣散，谷消则卫亡，神无所依，此之谓也。

四十四难曰：七冲门何在？

---

① 太：通"大"。后句"二寸太半者"亦如是。
② 再至圊：两次到厕所大便。圊，厕所。
③ 行：次。量词。
④ 日行：《灵枢·平人绝谷》作"一日中"。

然。唇为飞门①，齿为户门②，会厌为吸门，胃为贲门，太仓下口为幽门，大肠小肠会为阑门，下极为魄门，故曰七冲也。

冲，冲要之处。会厌，谓咽嗌会合也。厌，犹掩也，谓当咽物之时，合掩喉咙，不使食物误入，以阻其气之嘘吸出入也。贲，与奔同，言物之所奔向也。太仓，胃也。下口，胃之下口也，在脐上二寸，下脘之分。幽门，谓幽下之处。大肠、小肠会在脐上一寸水分穴处。阑，谓遮阑，以泌别清浊。所谓下焦者，当膀胱上口，主分别清浊，即此处也。下极，肛门也。魄，前谓肺藏魄，肺与大肠，相为表里，故下极谓之魄门。人之饮食，一入一出，俱由此卫要之所，故曰七冲门也。

四十五难曰：经言八会者，何也？

然。府会太仓，藏会季胁，筋会阳陵泉，髓会绝骨③，血会鬲俞，骨会大杼④，脉会太渊，气会三焦，外一筋直

---

① 飞门：即嘴唇。口唇张合如门扇的开闭，故称飞门。飞，通"扉"。扉，即门扇。

② 户门：饮食入口，首先通过牙齿，所以称齿为户门。户，单扇的门，引申为出入口。

③ 绝骨：《古本难经阐注》《难经经释》认为绝骨是悬钟穴，在外踝上三寸。《难经集注》卷之四、《难经本义》、《勿听子俗解八十一难经》及莫氏认为绝骨指阳辅穴（在外踝上四寸）。《针灸大成》谓阳辅（一名分肉），悬钟（一名绝骨），按悬钟为是。

④ 大杼：膀胱经穴位。又《古本难经阐注》指大椎，属督脉。可参考。

两乳内也①。**热病在内者，取其会之气穴也。**

会，相会合也。太仓，即胃之中脘，在脐上四寸，六府取禀于胃，故为府会。季胁，章门穴也，在大横外，直脐季肋端，为脾之募，五藏取禀于脾，故为藏会。足少阳之筋结于膝外廉阳陵泉也，在膝下一寸外廉陷中，又胆与肝为配，肝者，筋之合，故为筋会。绝骨，一名阳辅，在足外踝上四寸，辅骨前，绝骨端，如前三分，诸髓皆会于骨，故为髓会。鬲俞，在背第七椎下，去脊两旁各一寸半，足太阳脉气所发也。太阳多血，又血乃水之象，故为血会。大杼，在项后第一椎下，去脊两旁各一寸五分。太渊，在掌后陷中动脉，即所谓寸口者，脉之大会也，故脉会太渊。气会三焦，外一筋直两乳内，即膻中，为气海者也，在玉堂下一寸六分。热病在内者，各视其所属而取之会也。三焦者，手少阳经之总名也，其气会三焦，当作上焦，方与直两乳内之义相合。据四明陈氏曰：髓会绝骨，髓属于肾，肾主骨，于足少阳无所关。脑为髓海，脑有枕骨穴，则当会枕骨，绝骨误也。血会鬲俞，血者心所主，肝所藏。鬲俞在脊之第七椎下两旁，上则心俞，下则肝俞，故为血会。骨会大杼，骨者髓所养，髓自脑下，注于大杼，大杼渗入脊心，下贯尾骶，渗诸骨节，故骨之气皆

① 外一筋直两乳内也：此八字原作正文，与上文文例不合。《史记·扁鹊仓公列传》正文引《八十一难》无此八字。《难经集解》："按外一八字是衍文。此是气会三焦之旁注"。此句系注文误入正文，今改为注文。

会于此，亦通。又古益袁氏曰：人能健步，以髓会绝骨也。肩能任重，以骨会大杼也。考此二说，皆属有理，故并存之。

四十六难曰：老人卧而不寐，少壮寐而不寤①者，何也？

然。《经》言少壮者，血气盛，肌肉滑，气道通，荣卫之行不失于常，故昼日精②，夜不寤也。老人血气衰，肌肉不滑，荣卫之道涩，故昼日不能精，夜不得寐也，故知老人不得寐也。

老人之寤而不寐，少壮之寐而不寤，系乎气血之盛衰故也。经言者，《荣卫生会》篇之所来也。

四十七难曰：人面独能耐寒者，何也？

然。人头者，诸阳③之会也。诸阴脉④皆至颈胸中而还，独诸阳脉皆上至头耳，故令面耐寒也。

人之手足三阴三阳，十二经之行走于身，手之三阳，从手走至头；手之三阴，从胸走至手；足之三阳，从头走至足；足之三阴，从足走入腹。此所以诸阴脉皆至颈胸中而还，独诸阳脉皆上至头耳也。人面独能耐寒者，以诸阳脉皆上至头面故也。

四十八难曰：人有三虚三实，何谓也？

---

① 寐而不寤：睡而不易醒。寐，睡眠。寤，睡醒。
② 精：神爽，指精神饱满。
③ 诸阳：手足三阳经。
④ 诸阴脉：手足三阴经。

然。有脉之虚实、有病之虚实、有诊①之虚实也。

虚实者，真气夺则虚，邪气盛则实。然有三虚三实，一有脉之虚实，一有病之虚实，一有诊之虚实也。

脉之虚实者，濡者为虚，紧②牢者为实。

濡、软同。濡者，脉来软而无力，病主真元不足，故脉濡者为虚。紧者，脉来紧而有力。牢者，按之沉实有力，而牢守其位，皆邪主有余，病主寒，主痛，故紧牢者为实。

病之虚实者，出者为虚，入者为实③；言者为虚，不言者为实；缓者为虚，急者为实。

病自内伤而出于外，故为虚邪。从外来而入于内，故为实邪。言者为虚，以五藏自病，不由外邪，故惺惺而不妨于言也。不言者为实，以人之邪气内郁，故昏乱而不言也。缓者为虚，谓病势不急，从缓而来者，故为虚。急者为实，谓病卒然而至，此属外邪有余，故为实，此病之虚实也。大凡缓者易治，实者难治。

诊之虚实者，濡者为虚，牢者为实；痒者为虚，痛者

---

① 诊：指证候。

② 紧：《脉经》卷一《平虚实第十》无"紧"字。

③ 病之……入者为实：出者、入者，有两说：一指精气外泄与邪气内入。如《难经经释》曰："出谓精气外耗，如汗吐下之类。凡从内出皆是。入谓邪气内结，如感受风寒暑湿等邪及食积之类，凡从外入者皆是。"二指疾病发生的由来。滑寿曰："出者为虚，是五脏自病，由内而之外，东垣家所谓内伤是也。入者为实，是五邪所伤，由外而之内，东垣家所谓外伤是也。"此两说并通。

为实；外痛内快①，为外实内虚；内痛外快，为内实外虚，故曰虚实也。

诊，按也，候也。按其外而知之，非诊脉之诊也。按之皮肉柔软者为虚，牢强者为实。按病者之处所，知痛者为实，但痒而不痛者为虚。又知外痛而内快爽者，为邪盛之在外；内痛而外宽快者，为邪盛之在内矣。所谓邪气盛则实，精气夺则虚，故曰虚实也。

四十九难曰：有正经②自病，有五邪所伤，何以别之？

然。经言③忧愁思虑则伤心；形寒饮冷则伤肺；恚怒④气逆，上而不下则伤肝；饮食劳倦则伤脾；久坐湿地，强力⑤入水则伤肾。是正经之自病也。

五藏各有所主，忧愁思虑，喜怒作劳，情之所关，人所不能免也。言正经自病者，皆缘发不中节，所以伤人。夫心者，君主之官，原主思虑，若过于当，则心反自受伤矣。肺为华盖，外主皮毛，肺固喜清而恶热，若身过受于寒，又兼饮冷，则肺反自受伤矣。肝为将军之官，其性主怒，若人过于太怒，则气逆上而不能下，怒气不泄，则肝反自受伤矣。脾主消磨，凡饮食入胃，必赖脾气健运之力

---

① 快：舒适的感觉。

② 正经：即十二经，与奇经相对而言。十二经内属于脏腑，外络于肢节，此处正经指五脏。

③ 经言：原无，据《难经集注》卷之四补。

④ 恚（huì 汇）怒：发怒。恚，愤怒。

⑤ 强力：勉强用力。

以消化，若饮食不节，过于劳力，则脾反自受伤矣。肾主骨而属水，久坐伤肾，况湿地乎？强力伤骨，况入水乎？若此者，则肾反自受伤矣。去泰去甚，适其中而已，昧者拘焉。此上五伤，皆属正经自病也。

何谓五邪？

然。有中风，有伤暑，有饮食劳倦，有伤寒，有中湿，此之谓五邪。

此言五邪从外来者，风邪伤肝，暑邪伤心，饮食伤脾，寒邪伤肺，湿邪伤肾，此五邪所伤，自外而至也。若劳倦者，即前之正经自病也。

假令心病，何以知中风得之？

然。其色当赤。何以言之？肝主色。自入为青，入心为赤，入脾为黄，入肺为白，入肾为黑。肝邪入心[①]，故知当赤色。其病身热，胁下满痛，其脉浮大而弦。

此以心经一部，设假令而发其例也。肝主色，肝为心邪，故色赤。身热，脉浮大，心也；胁痛脉弦，肝也。

何以知伤暑得之？

然。当恶焦[②]臭。何以言之？心主臭，自入为焦臭，入脾为香臭，入肝为臊臭，入肾为腐臭，入肺为腥臭。故

---

① 肝邪入心：原作"肝为心邪"，文义难解，今据《针灸大成》卷一、《难经》改，以与下文"脾邪入心""肺邪入心""肾邪入心"文例相合。

② 焦：原无，据《难经古义》补。《难经今释》注："臭字上，以下文推之，当有焦字。"张寿颐《难经汇注笺正》云："此段当恶臭二句，皆应有焦字，方合心脏，此当是传写之脱误。"

知心病伤暑得之，当恶焦臭。其病心热而烦，心痛，其脉浮大而散。

心主臭，心伤暑而自病，故恶臭。而证状脉诊，皆属乎心也。

何以知饮食劳倦得之？

然。当喜苦味也，虚为不欲食，实为欲食①。何以言之？脾主味，入肝为酸，入心为苦，入肺为辛，入肾为咸，自入为甘，故知脾邪入心，当喜苦味也。其病身热而体重嗜卧，四肢不收，其脉浮大而缓。

脾主味，脾为心邪，故喜苦味也。不欲食，脾虚也；欲食，脾实也。身热脉洪大，心也。体重嗜卧，四肢不收，脉缓，脾也。

何以知伤寒得之？

然。当谵言妄语。何以言之？肺主声，入肝为呼，入心为言，入脾为歌，入肾为呻，自入为哭，故知肺为心邪当谵言妄语也。其病身热，洒洒恶寒，甚则喘咳，其脉浮大而涩。

肺主声，肺为心邪，故谵言妄语。身热，脉浮大，心也；恶寒喘咳，脉涩，肺也。

何以知中湿得之？

然。当喜汗出不可止。何以言之？肾主湿②，入肝为

---

① 虚为……实为欲食：滑寿注："于上下文无所发，疑错简衍文。"
② 湿：三十四难、四十难及《医要集览丛书》作"液"。

泣，入心为汗，入脾为涎，入肺为涕，自入为唾，故知肾邪入心为汗出不可止也。其病身热而小腹痛，足胫寒而逆，其脉沉濡而大。此五邪之法也。

前三十四难，五藏声色臭味。言肾主液，兹言肾主湿液者，水之化也，即水就湿之义。肾为心邪，故喜汗出不可止。身热脉大，心也；小腹痛，足胫寒而逆，其脉沉涩者，肾也。此五邪为病之大法也。

五十难曰：病有虚邪，有实邪，有贼邪，有微邪，有正邪，何以别之？

然。从后来者为虚邪，从前来者为实邪，从所不胜来者为贼邪，从所胜来者为微邪，自病者为正邪。

此即上文五邪为病之义。五行生克之理，凡生我者，如水生木，谓之从后来者为虚邪。我生者，如木生火，谓之从前来者为实邪。我所不胜者，如木遇金为贼邪。我所胜者，如木遇土为微邪。如肝木自病者，为正邪也。

何以言之？假令心病，中风得之为虚邪，伤暑得之为正邪，饮食劳倦得之为实邪，伤寒得之为微邪，中湿得之为贼邪。

假令又以心病为例以发明之。中风为虚邪，木生火也。伤暑为正邪，乃本经自病也。饮食劳倦为实邪，火生土也。伤寒为微邪，火克金也。中湿为贼邪，水克火也。举一心藏而言之，其余皆可类推矣。

五十一难曰：病有欲得温者，有欲得寒者，有欲得见人者，有不欲得见人者，而各不同，病在何藏府也？

然。病欲得寒，而欲见人者，病在府也；病欲得温，而不欲见人者，病在藏也。何以言之？府者，阳也，阳病欲得寒，又欲见人；藏者，阴也，阴病欲得温，又欲闭户独处，恶闻人声，故以别知藏府之病也。

此别藏府之病，以好恶可知矣。府病属阳，阳病则热有余而寒不足，故欲得寒。又欲见人者，阳主动也。藏病属阴，阴病则寒有余而热不足，故欲得温。又欲闭户独处，恶闻人声者，阴主静也。

五十二难曰：藏府发病，根本①等不？

然。不等也。

何②？

然。藏病者，止而不移，其病不离其处；府病者，仿佛贲向③，上下流行，居处无常。故以此知藏府根本不同也。

此言藏府之病不同。藏为阴，阴主静，故藏病止而不移。府为阳，阳主动，故府病仿佛贲向，上下流行居处无常也。

五十三难曰：经言七传④者死，间藏者生，何谓也？

① 根本：树木的根，此指病因、病位、腹内结块的起止。

② 何：《难经本义》《难经集注》此前有"其不等奈"四字。

③ 仿佛贲向：仿佛，似有形而无形。贲向，指腹部肠鸣音亢进。贲，大。向，《难经本义》作"响"，向通"响"。

④ 七传：《难经集注》卷之四吕广注："七当为次字之误也，此下有间字，即知上当为次。"莫文泉《研经言》："七，次声之误也。"据此，"七传"当为"次传"。

然。七传者，传其所胜也。间藏者，传其子也。何以言之？假令心病传肺，肺传肝，肝传脾，脾传肾，肾传心，一藏不再伤，故言七传者死也。

七传者，言我所胜也。如心病传肺，火克金也；肺传肝，金克木也；肝传脾，木克土也；脾传肾，土克水也；肾传心，水克火也。心火受水之传一也，肺金复受火之传再也。自心而始，以次相传，至肺之再，是七传也。故七传死者，一藏不宜再伤也。

假令①心病传脾，脾传肺，肺传肾，肾传肝，肝传心，是子母相传，竟②而复始，如环无端，故曰生也。

此明间藏之义。间藏者，如心不传肺而间传于脾，是火生土也。肺不传肝而传于肾，是金生水之类。皆子母相传，故曰生也。

五十四难曰：藏病难治，府病易治，何谓也？

然。藏病所以难治者，传其所胜也；府病易治者，传其子也。与七传、间藏同法也。

此难若依本文而言，即前之七传、间藏者之义，愚则以为不然。所谓藏病难治者，言藏属阴，其经主里，其神内守，邪不易入。若人不善摄生，内有七情所伤，外有六淫之感，如中风症，中藏者死，谓之藏病难治。中府者成

---

① 假令：《难经集注》卷之四、《难经经释》此前并有"间脏者，传其所生也"八个字。

② 竟：终了。

废人，中经络者可调理而愈，即府病易治也。又如寒邪直中阴经，其症多危，是属藏，病难治。若从阳经所感，汗出而愈，亦即府病易治也。若云藏病难治，传其所胜，府病易治，传其所生。其曰间藏者生，岂非藏病亦有生者乎？要知藏病传其所生，亦属易治，府病传其所胜，亦难治也。总之，藏病深故难治，府病浅故易治，不可泥于同①所胜之法也。

五十五难曰：病有积、有聚，何以别之？

然。积者，阴气②也；聚者，阳气③也。故阴沉而伏，阳浮而动。气之所积名曰积，气之所聚名曰聚。故积者五藏所生，聚者六府所成也。积者，阴气也，其始发有常处，其痛不离其部，上下有所终始，左右有所穷处④。聚者，阳气也，其始发无根本，上下无所留止，其痛无常处，谓之聚。故以是别知积聚也。

积者，五藏所生，藏属阴，阴主静，故其病沉伏而不离其处。盖缘血脉不行，渐以滋长，蓄积而成形者也。聚者，六府所成，府属阳，阳主动，故其病浮动而无所留止。盖缘气道不通，病之所在，与外邪偶然触发，奔走流行而作楚，故无常处。是以别知藏府积聚之为病也。

---

① 同：丛书本同，疑为"传其"之误。

② 阴气：指精、血、津液。

③ 阳气：此指六腑之气。

④ 上下有……所穷处：上下有起止点，左右有尽头（边界）。熊庆笏《扁鹊脉书难经》谓："脱谓之积三字。"

五十六难曰：五藏之积，各有名乎？以何月何日得之？

然。肝之积名曰肥气，在左胁下，如覆杯，有头足①。久不愈，令人发咳逆，瘖疟②，连岁不已。以季夏戊己日得之。何以言之？肺病传于肝，肝当传脾，脾季夏③适王，王者不受邪，肝复欲还肺，肺不肯受，故留结为积。故知肥气以季夏戊己得之。

此言五藏之积，本于藏气适王之日而成也。肥，厚也。肝之积，其形如覆杯，有头足，故名肥气。其积盖缘肺病传肝，肝复传脾，脾以季夏六月未土正王之时，又兼戊己土王之日，王不受邪，其邪因而留结以成积，故病主咳逆瘖疟。咳逆者，咳而气逆上行也。瘖疟者，疟隔二日一发也。五藏皆有疟，肝之为疟，以病在左胁，以府属少阳胆，少阳主半表半里，疟为寒热故也。

心之积名曰伏梁，起脐上，大如臂，上至心下。久不愈，令人病烦心。以秋庚辛日得之。何以言之？肾病传心，心当传肺，肺以秋适王，王者不受邪，心复欲还肾，肾不肯受，故留结为积，故知伏梁以秋庚辛日得之。

---

① 有头足：《脉经》卷六《肝足厥阴经病证第一》、《针灸甲乙经》卷八《经络受病入肠胃五脏积发伏梁息贲肥气痞气奔豚第二》、《备急千金要方》卷十一肝脏《肝脏脉论第一》引"足"下并有"如龟鳖状"四字，原文疑脱。以后说为是。

② 瘖疟：疟疾的统称。杨上善云："瘖，有云二日一发名瘖疟。"瘖与"痎"同。

③ 季夏：农历六月。

伏梁，伏于心部之下，如梁木然，伏而不动也。烦心者，心时烦躁不宁。肺王于秋，其义同前。

脾之积名曰痞气，在胃脘，覆大如盘。久不愈，令人四肢不收，发黄疸，饮食不为肌肤。以冬壬癸日得之。何以言之？肝病传脾，脾当传肾，肾以冬适王，王者不受邪，脾复欲还肝，肝不肯受，故留结为积，故知痞气以冬壬癸日得之。

痞气者，痞塞而不通也。脾在中央，其病在胃脘，绕脐如盘，脾主四肢，故主四肢不收。黄，脾之色。疸，湿热之为病也。

肺之积名曰息贲，在右胁下，覆大如杯。久不愈①，令人洒淅寒热，喘咳，发肺痈。以春甲乙日得之。何以言之？心病传肺，肺当传肝，肝以春适王，王者不受邪，肺复欲还心，心不肯受，故留结为积，故知息贲以春甲乙日得之。

贲、奔同。息贲，或息或奔也。右胁，肺之部也。肺主皮毛，故洒洒恶寒，淅淅发热；肺主气，故作喘咳。痈者，肺气壅闭而不通，故久发为痈也。所谓息贲者，非居处无常，如府病之奔行，特以肺主气，故其病有时而动息耳。其后奔豚亦然。

肾之积名曰贲豚，发于少腹，上至心下，若豚状，或

---

① 愈：《难经集注》卷之四、《难经本义》作"已"。

上或下无时，久不愈，令人喘逆，骨痿，少气。以夏丙丁日得之。何以言之？脾病传肾，肾当传心，心以夏适王，王者不受邪，肾复欲还脾，脾不肯受，故留结为积，故知贲豚以夏丙丁日得之。

此五积之要法也。

肾积，名豚。何所取义？盖言肾主水，位在亥，豚，猪豚也，豚性喜攻于物，故以名之。令人喘逆者，盖缘足少阴之支，从肺出络心，注胸中故也。贲豚之发，自少腹作楚，上至心下，上下无时，故上至心下。肾主骨，肾病，故令骨痿少气。此五积为病之大法也。

五十七难曰：泄凡有几？皆有名不？

然。泄凡有五，其名不同。有胃泄，有脾泄，有大肠泄，有小肠泄，有大瘕泄①，名曰后重。

此五泄之目，下文详之。

胃泄者，饮食不化，色黄。

胃受病，故食不化。胃属土，故色黄。此胃泄之见症也。

脾泄者，腹胀满，泄注②，食即呕吐逆。

脾主运动，脾病，故令腹胀满。脾气不实，故泄泻如注。脾气寒，故食呕吐而气上逆也。呕为有声无物，吐为有物无声。此脾泄之见症也。

---

① 大瘕泄：指痢疾等病。
② 泄注：水泻如注。

大肠泄者，食已窘迫，大便色白，肠鸣切痛①。

食方已即窘迫，欲利也。大肠为庚金，白者，金之色也。肠鸣者，虚也；切痛者，寒也。此大肠泄之见症也。

小肠泄者，溲而便脓血②，少腹痛。

溲，小便也。便脓血，言小便时有白物如脓之状，又有尿血之症，谓之便脓血。少腹者，小肠之分也，痛属火。此小肠泄之见症也。

大瘕泄者，里急后重，数至圊而不能便，茎中痛。此五泄之要法也。

瘕，结也，谓因有凝结而成者。里急，谓腹内急迫，欲便而不通也。后重，谓肛门之气下坠，气闭而不利也。圊，厕也。惟其里急后重，所以数至圊而不能便。茎中痛，小便阴茎亦作痛也。此大瘕泄之见症也。义与痢疾相同。

五十八难曰：伤寒有几？其脉有变不？

然。伤寒有五，有中风，有伤寒，有湿温，有热病，有温病，其所苦各不同。

伤寒者，谓霜降以后，春分以前，其时有触冒寒邪而即病者，谓之伤寒。不即病者，谓之变病。故发问伤寒有几？脉有变否？言伤寒有五者，正变病之谓也。凡汗出恶

① 切痛：痛如刀切。
② 溲而便脓血：《古本难经阐注》云："欲溲小便而大便必同至，觉少腹窘痛而下脓血也。"

寒者，谓之伤风。无汗恶寒者，谓之伤寒。一身尽痛，不能转侧者，谓之湿温。时值湿令太过，所感湿邪之为病也。伤寒冬不即病，至春变为温，病发热不恶寒者是也。至夏变为热病，热病重于温也。故经曰：热病者，皆伤寒之类也。若非其时而有其气，一岁之中，病多相似，谓之时疫。是则运气之为病，非伤寒也。

中风之脉，阳浮而滑，阴濡而弱；湿温之脉，阳浮而弱，阴小而急；伤寒之脉，阴阳俱盛而紧涩；热病之脉，阴阳俱浮，浮之而滑，沉之散涩①；温病之脉，散在诸经，不知何经之动也，各随其经所在而取之。

上文言伤寒之目，此言脉之各不同也。"阴""阳"二字，皆指尺寸而言。寸部脉浮而滑，尺部脉软而弱，此中风之脉也。寸部脉浮而弱，尺部脉小而急，此湿温之脉也。阴阳俱盛而紧涩，盛，盛大貌，谓伤寒之脉。尺寸左右俱盛大于常时，所谓脉盛身寒，得之伤寒。脉紧曰伤寒，故脉紧。寒伤荣，故脉涩。热病者，夏时之变病也，夏时阳气在外，故脉浮而滑。若邪入于里，脉主沉而散涩，火之象也。此温病直指时行疫疠传染之症，非至春变为温病之温，故其脉行在诸经之无定，故言不知何经之动也，当各随其经而取之。取之，即刺之也，用针用药，理亦相同。言伤寒有五，除阴阳俱盛之正伤寒，余皆类似伤

---

① 涩：丹波元胤《难经疏证》："涩字恐衍……滑涩相反，无并见之理。"

寒，名虽伤寒，实非伤寒，故时人有四时传变之伤寒，其义正谓此也。

伤寒有汗出而愈，下之而死者；有汗出而死，下之而愈者，何也？

然。阳虚阴盛，汗出而愈，下之即死；阳盛阴虚，汗出而死，下之而愈。

伤寒邪在表则汗，邪在里则下，治当则愈，相反则死，所谓桂枝下咽，阳盛则毙，承气入胃，阴盛乃亡。此"阴""阳"二字，指邪在表里之阴阳也。

寒热之病，候之如何也？

然。皮寒热者，皮不可近席①，毛发焦，鼻槁，不得汗；肌寒热者，皮肤痛，唇舌槁，无汗；骨寒热者，病无所安，汗注不休，齿本②槁痛。

此言肺、脾、肾病之浅深，因以寒热之病而以类附之。肺主皮毛，若邪在肺而发寒热者，主皮痛不可近席，毛发干焦而鼻枯槁，欲汗不得，此是肺经之候也。脾主肌肉，若邪在脾而作寒热者，主皮肤作痛，脾主唇四白，故唇舌枯槁，无汗而唇燥舌干，此是脾经之候也。肾主骨，若邪在肾而作寒热者，主病无所安而汗流注不休，齿乃骨之余，故齿本枯而痛，此是肾经之候也。寒热之病，以此辨别而候之，亦各随其经而取之之义也。

---

① 近席：即贴近席面。席，芦苇、竹篾等编成的铺垫用具。
② 齿本：即牙根。

五十九难曰：狂癫之病，何以别之？

然。狂疾之始发，少卧而不饥，自高贤也，自辨智也，自倨贵①也。妄笑，好歌乐，妄行不休是也。癫疾始发，意不乐，僵仆直视②。其脉三部阴阳③俱盛是也。

狂疾发于阳，故其状皆自有余而主动；癫疾发于阴，故其状皆自不足而主静。其脉三部阴阳俱盛者，谓发于阳为狂，则阳脉俱盛；发于阴为癫，则阴脉俱盛也。此与二十难，"重阳者狂，重阴者癫"义相同也。

六十难曰：头心之病，有厥痛，有真痛，何谓也？

然。手三阳之脉，受风寒，伏留而不去者，则名厥头痛；入连在脑者，名真头痛。

厥，逆也。手三阳之脉，从手走至头，若受风寒之邪，伏留而不去，则三阳之经络，气逆不通而作痛者，谓之厥头痛。若痛入连在脑者，手足青至节，主死，不治。盖头为髓海，真气之所聚，邪不能犯，受邪则死也。

其五藏气相干，名厥心痛；其痛甚，但在心，手足青者，即名真心痛。其真心痛者，旦发夕死，夕发旦死。

《灵枢·厥病④》篇载厥心痛凡五：有胃心痛，肾心痛，脾心痛，肝心痛，肺心痛，皆五藏气相干，故为厥心

---

① 倨贵：指傲慢不逊，自以为尊贵。《难经集注》卷之四作"贵倨"。
② 僵仆直视：向后仰倒为僵，向前覆倒为仆。《难经集注》卷之四作"直视僵仆"。直视，两眼对直视物。
③ 阴阳：指切脉沉取与浮取。
④ 病：原作"心"，据《灵枢·厥病》改。

痛。若真心痛，手足青至节，即名真心痛。少阴者，心也。心者，五藏六府之大主也。心为君主，精神之所舍，其藏坚固，邪不能客，客之则伤心，心伤则神去，神去则死矣。其头、心二者之病，若系真痛，主旦见夕死，夕见旦死，甚言其不可治也。

六十一难曰：经言望而知之谓之神，闻而知之谓之圣，问而知之谓之工，切脉而知之谓之巧。何谓也？

此言望、闻、问、切四诊之要，以致精义入神之妙。盖难而易者谓之巧，得其精者谓之工，大而化之之谓圣，圣而不可知之谓神。

然。望而知之者，望见其五色以知其病。

四诊之法，以色为先。《素问·五藏生成》篇曰：色见青如草滋①者死，黄如枳实者死，黑如炲②者死，赤如衃③血者死，白如枯骨者死。此五藏之败色也，故皆曰死。青如翠羽者生，赤如鸡冠者生，黄如蟹腹者生，白如豕膏者生，黑如乌羽者生。此五藏之彩色也，故皆曰生。又如验产妇，面赤舌青，母活子死；面青舌赤，母死子活；唇口俱青，子母俱死之类。所以扁鹊视桓之疾，却步而走，知其不可治也。仓公见齐相舍人奴④，食闺门⑤外，望其色

---

① 草滋：即草席。滋，与"兹"同，指草席。
② 炲（tái 抬）：古同"炱"，烟气凝积而成的黑灰，即煤烟灰。
③ 衃（pēi 胚）：凝积的死血。
④ 舍人奴：门客或家臣的奴仆。
⑤ 闺门：宫中小门。

而知其伤脾气也，当至春甚，夏病泄血死，至期果然，此所谓望而知之者谓之神。

闻而知之者，闻其五音以别其病。

闻者，闻其人之五音，以分别其五藏之病。五藏各有声，而声各有音。五音，宫、商、角、徵、羽也。肝木音角，心火音徵，脾土音宫，肺金音商，肾水音羽。故肝声呼，其音应角；心火笑，其音应徵；脾声歌，其音应宫；肺声哭，其音应商；肾声呻，其音应羽。各因其五音之清浊，以辨别其五藏之病也。师旷之聪，能知用兵之胜负，而况于医之听声乎？闻声别病，以知人之死生吉凶，此所谓闻而知之谓之圣。

问而知之者，问其所欲五味，以知其病所起所在也。

五味者，酸、苦、甘、辛、咸也。五藏各有所欲，如肝欲酸，心欲苦，脾欲甘，肺欲辛，肾欲咸。欲，喜好也。《灵枢·五味论》篇曰：五味入口，各有所走，各有所病。酸走筋，多食之，令人癃；咸走血，多食之，令人渴；辛走气，多食之，令人洞心①；苦走骨，多食之，令人变呕；甘走肉，多食之，令人悗心②。推此则知问其所欲五味，以知其病之所起所在也。五味有偏嗜偏多，则藏气有偏胜偏绝之候，此所谓问而知之者谓之工。

---

① 洞心：心窝部发热的感觉。《针灸甲乙经》卷六《五味所宜五脏生病大论第九》校语"洞一作煴"。煴，没有火焰的火。

② 悗心：即胸闷。《黄帝内经太素》卷第二摄生之二《调食》作"心悗"。

切脉而知之者，诊其寸口，视其虚实，以知其病，病在何藏府也。

寸口者，脉之大会，故切脉以寸口为知虚实者。脉之微弱㧡软为虚，大动牢滑为实。叔和《脉法赞》曰：脉有三部，尺寸及关。荣卫流行，不失其铨①。肾沉心洪，肺浮肝弦，此自常经，不失铢分。出入升降，漏刻周旋。水下二刻，一周身旋，复会寸口，虚实乃见。至如雀啄、屋漏、虾游、鱼翔之类，以决死生吉凶，此所谓切脉而知之谓之巧。

经言以外知之曰圣，以内知之曰神，此之谓也。

此又总结上文之义。

六十二难曰：藏井荣有五，府独有六者，何谓也？

然。府者阳也。三焦行于诸阳，故置一俞名曰原，府有六者，亦与三焦共一气也。

藏之井荣有五，谓井、荣、俞、经、合也。府之井荣有六，以三焦行于诸阳，故又置一腧而命曰原。所以府有六者，与三焦共一气也，三焦为原气之别使，故名曰原。

六十三难曰：《十变》言五藏六府荣合，皆以井为始者，何也？

然。井者，东方春也，万物之始生，诸蚑行②喘息，

---

① 其铨：此指保持动态的平衡。《针灸易学》卷上作"衡铨"。衡铨，亦作"铨衡"，衡量轻重的器具。

② 蚑（qí 其）行：虫缓慢爬行。蚑，虫行貌。原脱，据丛书本补。

蜎①飞蠕动，当生之物，莫不以春生。故岁数始于春，日数始于甲，故以井为始也。

十二经所出之穴，皆为②之井，而以为荥俞之始者，以井主东方木。木者，春③也，万物发生之始。诸蚑者行，喘者息，息谓嘘吸气也。蜎者飞，蠕者动，皆虫豸之属。凡当生之物，莫不以春而生也。是以一岁之数则始于春，一旬之数则始于甲，而人之荥合则始于井也。

六十四难曰：《十变》又言阴井木，阳井金；阴荥火，阳荥水；阴俞土，阳俞木；阴经金，阳经火；阴合水，阳合土。阴阳皆不同，其意何也？

十二经起于井穴，阴井为木，故阴井木生阴荥火，阴荥火生阴俞土，阴俞土生阴经金，阴经金生阴合水，此阴井之相生，木火土金水之序也。阳井为金，故阳井金生阳荥水，阳荥水生阳俞木，阳俞木生阳经火，阳经火生阳合土，此阳井之相生，金水木火土之序也。此相生之义，即五行合化之理，何者？盖阴井乙木，阳井庚金，谓乙庚化金；阴荥丁火，阳荥壬水，谓丁壬化木；阴俞己土，阳俞甲木，谓甲己化土；阴经辛金，阳经丙火，谓丙辛化水；阴合癸水，阳合戊土，谓戊癸化火。人身十二经络之中，各有井荥俞经合之穴，而一阴一阳，一刚一柔，一生一

---

① 蜎（yuān 冤）：蚊的幼虫，即孑孓。
② 为：此后原脱"之井而"三字，据丛书本补。
③ 春：此后原脱"也万物"三字，据丛书本补。

合，而化理在其中矣。故下文云刚柔之事也。

然。是刚柔之事也。阴井乙木，阳井庚金。阳井庚，庚者，乙之刚也；阴井乙，乙者，庚之柔也。乙为木，故言阴井木也；庚为金，故言阳井金也。余皆仿此。

刚柔者，即乙庚之相配也。十干所以自乙庚而言者，盖诸藏府之穴皆始于井，而阴脉之井始于乙木，阳脉之井始于庚金，故是乙庚而言刚柔之配也。其余五行之配，皆仿此也。其合化之理，出于《素问·五运行大论》篇所自来也。此义甚深，非易窥测。

六十五难曰：经言所出为井，所入为合，其法奈何？

然。所出为井，井者，东方春也，万物之始生，故言所出为井也。所入为合，合者，北方冬也，阳气入藏，故言所入为合也。

此以经穴流注之始终言也。所谓井荥俞经合，即肝心脾肺肾，五藏经脉流注之穴。井属木，井者，在藏应肝，在时应春。出者，如泉之始出，春时万物发生之始，故言所出为井。合属水，合者，在藏应肾，在时应冬。合者，如水之归藏，冬时阳气入藏，故言所入为合也。

六十六难曰：《经》言肺之原出于太渊，心之原出于大陵，肝之原出于太冲，脾之原出于太白，肾之原出于太溪，少阴之原出于兑骨，胆之原出于丘墟，胃之原出于冲阳，三焦之原出于阳池，膀胱之原出于京骨，大肠之原出于合谷，小肠之原出于腕骨。

此本《灵枢》第一篇《九针十二原》与《本输》第二篇之经言也。按：经络井荥俞经合之穴名。其肺经之井穴乃少商也，荥穴乃鱼际也，俞穴乃太渊也，经穴乃经渠也，合穴乃尺泽也。其第三穴名俞，余藏皆同，此言肺之俞也。心之俞乃心主包络之俞。包络之井穴乃中冲也，荥穴乃劳宫也，俞穴乃大陵也，经穴乃间使也，合穴乃曲泽也。肝经之井穴乃大敦也，荥穴乃行间也，俞穴乃太冲也，经穴乃中封也，合穴乃曲泉也。脾经之井穴乃隐白也，荥穴乃大都也，俞穴乃太白也，经穴乃商丘也，合穴乃阴陵泉也。肾经之井穴乃涌泉也，荥穴乃然谷也，俞穴乃太溪也，经穴乃复溜也，合穴乃阴谷也。少阴，手少阴心也。心经之井穴乃少冲也，荥穴乃少府也，俞穴乃神门也。兹言兑骨，即神门之穴，一名兑骨，故云兑骨。经穴乃灵道①也，合穴乃少海也。此藏之井荥俞经合，皆以第三之俞穴为原也。胆经之井穴乃窍阴也，荥穴乃侠溪也，俞穴乃临泣也，原穴乃丘墟也，为原。六府多一原，故以第四穴为原。经穴乃阳辅也，合穴乃阳陵泉也。胃经之井穴乃厉兑也，荥穴乃内庭也，俞穴乃陷谷也，原穴乃冲阳也，经穴乃解溪也，合穴乃三里也。三焦经之井穴乃关冲也，荥穴乃液门也，俞穴乃中渚②也，原穴乃阳池也，经

---

① 灵道：原作"阴郄"，丛书本同。阴郄系心经郄穴，非经穴，据《灵枢·本输》改。

② 渚：原作"注"，丛书本同。据《灵枢·本输》改。

穴乃支沟也，合穴乃天井也。膀胱经之井穴乃至阴也，荥穴乃通谷也，俞穴乃束骨也，原穴乃京骨也，经穴乃昆仑也，合穴乃委中也。大肠经之井穴乃商阳也，荥穴乃二间也，俞穴乃三间也，原穴乃合谷也，经穴乃阳溪也，合穴乃曲池也。小肠经之井穴乃少泽也，荥穴乃前谷也，俞穴乃后溪也，原穴乃腕骨也，经穴乃阳谷也，合穴乃小海也。此府之井荥俞经合，皆以第四之穴为原也。盖府为阳，故多一原。原者，三焦所行之俞，故名曰原，详见下文。

十二经皆以俞为原者何也？

然。五藏俞者，三焦之所行，气之所留止也。

三焦所行之俞为原者，何也？

然。脐下肾间动气者，人之生命也，十二经之根本也，故名曰原。三焦者，原气之别使①也，主通行三气，经历于五藏六府。原者，三焦之尊号也，故所止辄为原。五藏六府之有病者，皆取其原也。

言上五藏之原，皆本五藏之俞，皆以俞为原者，其义何也？然，五藏之俞者，皆三焦所行之俞为原者，以脐下肾间之动气，乃人之生命，十二经之根本也。三焦为原气之别使者，盖命门为相火之原，三焦为相火之用，故云三焦为原气之别使。其三焦之气，主通行上中下三焦之气，

---

① 别使：别行的使道。

而升降流行经历于五藏六府之间，其名原者，乃三焦尊称之号也，故所止之处，辄名为原。五藏六府之病，故皆取其原。取，刺也。肾间动气与第八难之义同。

六十七难曰：五藏募①在阴②，而俞③在阳者，何谓也？

然。阴病行阳，阳病行阴④，故令募在阴、俞在阳。

募与俞，五藏空穴之总名也。在腹为阴，则为之募，在背为阳，则为之俞。募，犹结募之募，言经气之聚于此也。俞，犹委输之输，言经气由此而输于彼也。五藏募在腹，肺之募中府，二穴，在胸部云门下一寸，乳上三肋间，动脉陷中。心之募巨阙，一穴，鸠尾下一寸。脾之募章门，二穴，在季胁下直脐。肝之募期门，二穴，在不容两旁各一寸五分。肾之募京门，二穴，在腰中季胁本。五藏俞在背，行足太阳之经。肺俞在第三椎下，心俞在五椎下，肝俞在九椎下，脾俞在十一椎下，肾俞在十四椎下，皆侠⑤脊两旁各一寸五分。阴病行阳，阳病行阴者，阴阳经络，气相交贯，藏府腹背，气相通应，所以阴病有时而行阳，阳病有时而行阴也。《针法》曰：从阳引阴，从阴

---

① 募：募穴，是胸腹部有关脏腑的特定穴。

② 在阴：《黄帝八十一难经纂图句解》此前有"皆"字。

③ 俞：指背俞穴，即足太阳膀胱经的脏腑腧穴。《黄帝八十一难经纂图句解》此后有"皆"字。

④ 阴病……阳病行阴：阴部（脏腑、阴经）的病气由里外出到阳（背）部，阳部（体表、阳经）的病气入里到阴（胸腹）部。

⑤ 侠：通"挟"。《难经本义》作"挟"。

引阳。

六十八难曰：五藏六府，皆有井荥俞经合，皆何所主？

然。经言所出为井，所流为荥，所注为俞，所行为经，所入为合。井主心下满，荥主身热，俞主体重节痛，经主喘咳寒热，合主逆气而泄。此五藏六府井荥俞经合所主病也。

主，谓所主何病。井，谷井之井，水源之所出也。荥，绝小水也，井之源本微，所流尚小而为荥。俞，输也，注也，自荥而注，乃为俞也。由俞而经过于此，乃谓之经。由经而入于所合，谓之合。合，会合也。经脉十二，络脉十五，凡二十七气所行，皆井荥俞经合之所系，而所主病各不同。井主心下满，肝木病也。足厥阴之支从，肝别贯膈，上心肺，故井主心下满。荥主身热，心火病也。俞主体重节痛，脾土病也。经主喘咳寒热，肺金病也。合主逆气而泄，肾水病也。此举五藏之病，各以一端为例，余病可以类推。不言六府者，举藏足以该之。

六十九难曰：《经》言虚者补之，实者泻之，不实不虚，以经取之，何谓也？

然。虚者补其母，实者泻其子^①，当先补之，然后泻

① 虚者……实者泻其子：莫熺的注释是根据本脏经脉五输穴的五行属性，决定母子。《难经经释》注："母，生我之经，如肝虚则补肾经也……子，我生之经，如肝实则泻心经也。"此根据经脉所属脏腑的五行属性，决定补母泻子。二说并通。

之。不实不虚，以经取之者，是正经自生病，不中他邪也，当自取其经，故言以经取之。

此引《灵枢·经脉》篇用针泻实补虚之法而言也。虚者补其母，实者泻其子。假如肝虚补肾，即以本经言之，而补肝经之合穴，曲泉是也。合主肾，肾为肝之母，是为虚者补其母。肝实则当泻心，而泻肝经之荥穴，行间是也；荥主心，心为肝之子，是为实则泻其子也。举肝为例，则余藏之穴，补泻之法，皆可类推。当先补之，然后泻之，谓当先补其不足，然后泻其有余。不虚不实，以经取之者，谓肝本经自生之病，不干他经之邪，当自取其本经治之，故言以经取之。取之，谓刺之也。

七十难曰：春夏刺浅，秋冬刺深者，何谓也？

然。春夏者，阳气在上，人气亦在上，故当浅取之。秋冬者，阳气在下，人气亦在下，故当深取之。

此文言用针之法，因时而施也。春夏之时，阳气浮在上，人之阳气亦然，故当浅刺之，无令太过也。秋冬之时，阳气沉在下，人气亦然，故当深刺之，无令其不及也。经曰：必先岁气，无伐天和。此之谓也。

春夏必①致一阴，秋冬必致一阳者②，何谓也？

然。春夏温，必致一阴者，初下针，沉之至肾肝之

---

① 必：原作"各"，据下文答语及《古本难经阐注》《难经章句》改。下同。

② 春夏……一阳者：一，即一瞬、片刻之意。阳指浅部。阴指深部。

部，得气，引持之阳也；秋冬寒，必致一阳者，初内针，浅而浮之至心肺之部，得气，推内之阴也①。是谓春夏必致一阴，秋冬必致一阳。

致，取也。春夏气温，必致一阴者，春夏养阳之义也。初下针，即沉之，至肾肝之部，俟其得气，乃引针而提之，以至于心肺之分，所谓致一阴也。秋冬气寒，必致一阳者，秋冬养阴之义也。初内针，浅而浮之，当心肺之部，俟其得气，推针而内之，以达于肾肝之分，所谓致一阳也。

七十一难曰：经言刺荣无伤卫，刺卫无伤荣，何谓也？

然。针阳者，卧针而刺②之；刺阴者，先以左手摄按所针荥俞之处，气散乃内针。是谓刺荣无伤卫，刺卫无伤荣也。

卧针，谓用针之法，以针浅刺之也。荣为阴，卫为阳。荣行脉中，卫行脉外。用针之道，各有浅深。然针阳必卧针而刺之者，以阳气上浮，过之恐伤荣也。刺阴者，先以左手摄按所刺之穴，良久，令气散，乃内针。不然则

---

① 春夏温……推内之阴也：引持之阳、推内之阴，阴阳二字原互倒，蒙上"必致一阴""必致一阳"而误，今据《难经集注》卷之五虞注"取一阴之气以养于阳"，"取一阳之气以养于阴"乙正。引持、推内，均为针刺手法。引持，即提针由深部至浅部。推内，即将针推插至深部。之通"至"。

② 卧针而刺：即沿皮刺，又称横刺。进针后针与皮肤平行，针体平卧于皮下。

伤卫气也。无、毋通，禁止辞。

七十二难曰：《经》言能知迎随之气，可令调之。调气之方，必在阴阳。何谓也？

然。所谓迎随者，知荣卫之流行，经脉之往来也，随其逆顺而取之，故曰迎随。

此引《灵枢》第一篇之经言也。迎随之法，补泻之道也。即所谓迎而夺之，恶得无虚，随而济之，恶得无实，迎之随之，以意和之，然必知荣卫之流行，经脉之往来。所谓逆顺者，往者为逆，来者为顺，明知逆顺，正行无问，所以随其逆顺而取之。取之，即刺之也。然必知刺之道，而后可以视夫病之逆顺，随其当然而补泻之也。

调气之方，必在阴阳者，知其内外表里，随其阴阳而调之，故曰调气之方，必在阴阳。

方，法也。在，察也。内为阴，外为阳。表为阳，里为阴。察其病之在阴在阳而调治之也。如阴虚阳实，则补阴泻阳；阳虚阴实，则补阳泻阴。或阴阳俱虚俱实，亦各随其所见而调之。此所谓调气之方，必在阴阳也。

七十三难曰：诸井者，肌肉浅薄，气少，不足使也，刺之奈何？

然。诸井者，木也，荥者，火也。火者，木之子，当刺井者，以荥泻之。故经言补者不可以为泻，泻者不可以为补，此之谓也①。

　诸经之井，皆在手足指稍肌肉浅薄之处，气少不足使为补泻也。故设刺井者，只泻其荥穴，以井为木，荥为火，火者木之子也，此法专为泻井者而言也。若当补井，则当补其合，合为水，水者木之母也。故引经言补者不可以为泻，泻者不可以为补，各有攸当也。补泻反施则病更笃，而有实实虚虚之患，可不谨欤！

　七十四难曰；经言春刺井，夏刺荥，季夏刺俞，秋刺经，冬刺合者，何谓也？

　然。春刺井者，邪在肝；夏刺荥者，邪在心；季夏刺俞者，邪在脾；秋刺经者，邪在肺；冬刺合者，邪在肾。

　荥俞之系于四时者，以其邪各有所在也。

　其肝、心、脾、肺、肾而系于春、夏、秋、冬者，何也？

　然。五藏一病辄有五也。假令肝病，色青者肝也，臊臭者肝也，喜酸者肝也，喜呼者肝也，喜泣者肝也，其病众多，不可尽言也。四时有数，而并系于春夏秋冬者也。针之要妙，在于秋毫者也。

　言五藏各有一藏之病，见其声色臭味之别可知某藏之为病矣。然五藏各有声色臭味之不同，今但以肝为例，而他藏不必尽言，故曰其病众多，不可尽言也。四时各有其

　①　故经言……此之谓也：《难经经释》云："故字上当有缺文，必有补母之法一段，故以此二句总结之，否则不成文理矣。"此说可参。

数，而井荥俞经合之穴，肝心脾肺肾之病，则必并系于春夏秋冬者也。秋毫，秋之毫毛也。言明足以察秋毫之末，故用针之要，妙在于秋毫而不可失也。

七十五难曰：经言东方实，西方虚，泻南方，补北方，何谓也？

然。金木水火土，当更相平①。东方木也，西方金也。木欲实，金当平之；火欲实，水当平之；土欲实，木当平之；金欲实，火当平之；水欲实，土当平之。东方肝也，则知肝实；西方肺也，则知肺虚。泻南方火②，补北方水③，南方火，火者木之子也；北方水，水者木之母也，水胜火。子能令母实，母能令子虚，故泻火补水，欲令金不得平木也。经曰不能治其虚，何问其余，此之谓也。

此言泻实补虚之理，使五行各得其平，而无偏胜之患。东方实，西方虚，泻南方，补北方者，木金水火欲令更相平也。其木火土金水之欲实，云五行之偏胜而为邪也；金水木火土之当平，云五行之所胜而制其邪也。东方肝也，西方肺也，东方实则知西方虚矣。若西方不虚，则东方安得过于实耶？泻南方火，火者木之子也，所谓实则泻其子；补北方水，水者木之母也。若虚则补其母，当补

---

① 当更相平：应当互相制约，保持相对平衡。
② 泻南方火：泻心经。
③ 补北方水：补肾经。

脾土矣，而反补水者，何也？正惟补北方水，以水胜火，则金不虚，故曰子能令母实。泻南方火者，因其木实而泻火，则火不实，故曰母能令子虚。故泻火补水之法，正欲令金不得自平其木，而木金之气，自能两得其平矣。故经曰不能治其虚，何问其余？正此之谓也。经云母能令子实，子能令母虚，此五行子母相生之道也。兹云子能令母实，母能令子虚，此针家予夺巧妙之法也，能悟此理，则针道毕矣。篇内欲令金不得平木之"不"字，若滑氏以"不"为衍文，则何以谓之子能令母实，母能令子虚欤？"不"字必不可去。

七十六难曰：何谓补泻？当补之时，何所取气？当泻之时，何所置气？

然。当补之时，从卫取气；当泻之时，从荣置气。其阳气不足，阴气有余，当先补其阳，而后泻其阴；阴气不足，阳气有余，当先补其阴，而后泻其阳，荣卫通行，此其要也。

补则从卫取气以补虚，泻则从荣弃置其气而不用也。然人之病，虚实不同，补泻荣卫之法亦异。补阳泻阴者，使阳不虚而阴不实也；补阴泻阳者，使阴不虚而阳不实也。如此则荣卫自然通行，此其要旨也。

七十七难曰：经言上工治未病，中工治已病者，何谓也？

然。所谓治未病者，见肝之病，则知肝当传之与脾，故先实其脾气，无令得受肝之邪，故曰治未病焉。中工①者，见肝之病，不晓相传，但一心治肝，故曰治已病也。

五藏之邪，必传所胜。假如见肝之病，势必传脾，治者必先实其脾，使邪无所入，谓之治未病也，故称上工。如见肝之病不知传脾，但一心治肝，谓之治已病也，故为中工。故曰上工治未病，中工治已病，此之谓也。

七十八难曰：针有补泻，何谓也？

然。补泻之法，非必呼吸出内针②也。知为针者，信其左③；不知为针者，信其右。当刺之时，先④以左手厌⑤按所针荥俞之处，弹而努之，爪而下之，其气之来，如动脉之状，顺针而刺之，得气，因推而内⑥之⑦，是谓补；动而伸之⑧，是谓泻。不得气，乃与男外女内。不得气，是谓十死不治也。

弹，鼓爪曰弹。努，用力曰努。爪而下之，谓爪掐稍重，欲致其气之至也。气至指下，如动脉之状，乃乘其至而刺之。顺，犹循也，乘也。停针待气，气至针动，是得

① 中工：《难经集注》卷之五此后有"治已病"三字。

② 呼吸出内针：此为呼吸补泻法。即候病人呼气时进针，吸气时出针，为补法。呼气时出针，吸气时进针，为泻法。

③ 信其左：任用他的左手。

④ 先：《难经集注》卷之五此前有"必"字。

⑤ 厌：通"压"。

⑥ 内：通"纳"。

⑦ 因推而内之：顺势将针推入深部。

⑧ 动而伸之：摇动针体，并且引针外出。

气也。因推针而内之，是谓补。动针而伸之，是谓泻。若停针候气，久而不至，乃以男子则浅其针，而候之卫气之分；女子则深其针，而候之荣气之分。如此而又不得气，是谓其病终不可治也。前言气之来如动脉状，未刺之前，左手所候之气也；后言得气不得气，所针下候之气①。用针者，不可不辨也。

七十九难曰：《经》言迎而夺之，安得无虚？随而济之，安得无实？虚之与实，若得若失；实之与虚，若有若无，何谓也？

此亦引《灵枢》第一篇②之经言也。得，求而获也。失，纵也，遗也。言实与虚，若有若无者，谓实者有气，虚者无气也。言虚与实，若得若失者，谓补者佖然③若有得也，泻者恍然若有失也。此第三④篇之经文也。

然。迎而夺之者，泻其子也；随而济之者，补其母也。假令心病，泻手心主俞，是谓迎而夺之者也；补手心主井，是谓随而济之者也。

迎而夺之者，泻也。随而济之者，补也。假令心病，心，火也，土为火之子。手心主，手厥阴心包络也，心主之俞，乃大陵也。实则泻之，是迎而夺之，泻其子也。木者，火之母，手心主之井，中冲也。虚则补之，是随而济

---

① 所针下候之气：丛书本同。疑作"针下所候之气"。

② 第一篇：指《灵枢·九针十二原》。

③ 佖（bì 必）然：充满的样子。

④ 三：原作"二"，从书本同。据《灵枢》第三篇《小针解》改。

之，补其母也。迎者迎于前，随者随其后。此假心为例，而补泻则云手心主，即《灵枢》所谓少阴无俞者也。此篇与六十六难义同。

所谓实之与虚者，牢濡之意①也。气来实牢者为得，濡虚者为失，故曰若得若失也。

气来实牢濡虚，以随济迎夺而为得失也。前云虚之与实，若得若失；实之与虚，若有若无。此言实之与虚，若得若失。盖得失有无，义实相同，互举之，省文耳。

八十难曰：经言有见如②入，有见如出者，何谓也？

然。所谓有见如入者，谓左手见气来至，乃内针，针入，见气尽，乃出针，是谓有见如入，有见如出也。

所谓"有见如入"者之下，当"有见如出"四字。有见如入者，谓左手按穴，待气至乃下针；有见如出者，谓针入候其气应尽，而后出针也。

八十一难曰：经言无实实虚虚，损不足而益有余。是寸口脉耶？将病自有虚实耶？其损益奈何？

然。是病③，非谓寸口脉也，谓病自有虚实也。假令肝实而肺虚，肝者木也，肺者金也，金木当更相平，当知金平木。假令肺实而肝虚，微少气，用针不补其肝，而反重实其肺，故曰实实虚虚，损不足而益有余，此者中工之

---

① 牢濡之意：指针下牢实与濡软的感觉。
② 见如：此指经气来去时针下的感觉。见，同"现"，显现。如，同"而"。
③ 是病：指下文肺实肝虚而言。

所害也。

　　此言用针虚实补泻之误，肝实肺虚，金当平木，即七十五难之义，若肺实肝虚，则当抑金而扶木也。用针者，乃不补其肝，而反重实其肺，此所谓实其实而虚其虚，损不足而益有余，杀人必矣。中工，犹粗工也。此篇序于末后，而言中工之所害，非独为用针之戒，凡为医者，皆所当戒。此篇扁鹊绝笔之微意也，学者所当知之。

校注后记

一、作者主要著作

莫熺一生著作甚富，迄今现存医书有十二种，即《脉诀会辨》《脉诀考证》《医门约理》《黄庭经注》《心经悟解》《黄帝阴符经注》《难经直解》《月令考》《脉学入门四言举要》《濒湖脉学》《性命圭旨约说》《本草纲目摘要》。自清顺治十三年（1656）至康熙年间陆续刊行。后世于清乾隆六年（1741）将顺治、康熙间刻本汇总刊印，丛书取名为《莫氏锦囊十二种》。据《莫氏锦囊十二种》书中序跋内容汇总，现将其各书著述情况和刊行年代简述如下：

《脉诀会辨》是莫熺第一部著作，于清顺治十三年（1656）刊刻问世。书载"医道""原脉""命门考"等医论共二十篇，详细论述脉诊原理、方法和部位等问题，取王叔和《脉经》之精微，刊高阳生《脉诀》之谬误，兼论脏腑、经络、五运六气、本草、治则等内容。书后附《脉诀考证》。

清康熙八年（1669），莫熺撰写刊行《医门约理》（又名《医门法律约理全书》）。该书卷首为"品志述"，阐述医生如何加强医德修养；"经义正目"，考辨《内经》诸篇，评述王冰、马莳、吴崑各家注本。正文收医论四十余篇，论述五运六气、肾脾为先天后天、营卫、用药之攻补与偏寒偏热、临证不可执方亦不可废方，以及气病、中风、伤寒、疟、痢、痰等各病证的辨证与治疗。强调临证须重视鉴别，如治痰病须分标本，治气病应辨虚实，治吐血推崇缪仲淳吐血之法，治中风宜别真似，湿热痢切勿收涩等。作者阐述医理多联系《易经》思想，在学术上颇具特色。

同年还刊刻《黄庭经注》，以《参同契悟真篇》、奇经八脉经络穴名等诸义互参，逐句逐字诠释《黄庭经》。因其以医理阐发经旨，故切合人体，使人易明，对研究《黄庭经》有一定参考价值。书后附《心经悟解》（不分卷），佛家之《心经》主论修性养心，因其多用梵语，深奥难解，莫氏逐句详加校注阐释，对于研究佛学修心养性有一定价值。

清康熙十年（1671）刊《黄帝阴符经注》。清康熙十一年（1672）刊《难经直解》二卷。卷之上载一难至三十难，卷之下载三十一难至八十一难。同年刊刻《月令考》，并对宋代崔嘉彦原著、明代李言闻删补的《四言举要》加以注释，撰成《脉学入门四言举要》（不分卷），使原书理畅义明。在脉学方面刊刻了明代李时珍所撰《濒湖脉学》。

清康熙二十年（1681）刊刻《性命圭旨约说》。《性命圭旨》一书系尹真人原著，莫熺嫌其繁杂，重为删订，名为《性命圭旨约说》。将原书四卷改为一卷，对于内丹功法从理论到练法由浅入深，论述颇详，且条理清晰，对于研究学习内丹功法有一定参考价值。莫熺又从《本草纲目》辑录药物四百八十六种，分水、火、土、金、石、草、果、虫、鳞、禽、兽、人等部。各药设集解、气味、主治、发明四项，末录附方。编成《本草纲目摘要》四卷。扉页题作《新镌增补详注本草摘要》，内容摘录较精，繁简适度。

二、《难经直解》学术特点

莫氏认为，《难经》注者不下十余家，然文繁者失之过多，辞寡者失之太略，皆非初学者所宜。莫氏注释联系《内经》相关原文，细考各家之说，对八十一难加以考订训释，吸收滑寿《难经本义》、李时珍《奇经八脉考》、张三锡《经络考》等医家的论述，凡原文中或误、或阙、或错简、或衍文疑词者，悉遵滑氏《难经本义》订正之。注释力求明白晓畅，以利初学。该书有以下三方面的贡献：

1. 多处附以个人心得

十三难曰："知三为上工。"《难经本义》曰："色、脉、皮肤三者也。"即指色、脉、尺肤三种诊法。莫熺注："言上工者，能知五藏声色臭味，又知寸口、尺内脉之相应，又知相胜相生之理，知此三者，治病十可全九。"

十五难曰："脉来上大下锐，濡滑如雀之喙曰平。"喙字，莫熺注："诸本皆写啄字，误也，考《平人气象》篇，其义可知也。"十五难曰："啄啄连属，其中微曲曰病。"

《难经本义》曰："石多也。"莫熺注："啄啄连属，言脉来频频数至而顿一止者，是病脉也，故曰病。"

七十五难曰："故泻火补水，欲令金不得平木也。"莫熺注："篇内欲令金不得平木之'不'字，若滑氏以'不'为衍文，则何以谓之子能令母实，母能令子虚欤？'不'字必不可去。"

2. 考证各家医学著作，阐述自己观点

例如，二十四难曰："手太阴气绝……毛折者则气先死。"气，《灵枢·经脉》《难经集注》《难经本义》并作"毛"。《脉经》卷三第四、《外台》卷十六、《千金要方》卷十七第一、《难经直解》各种版本并作"气"。且与下文手少阴气绝"血先死"体例相合，莫氏改"毛"为"气"，于义为长。

3. 补充《难经本义》内容

例如，四十二难曰："大肠重二斤十二两，长二丈一尺，广四寸，径一寸。"莫熺补曰："其后之大肠广四寸，径当一寸，犹有寸之少半，言一寸者误也。合之少半者，乃四分中之一分耳。"

三、《难经直解》版本源流考

1. 清康熙刻本

现藏于浙江中医药大学图书馆，清康熙十一年壬子（1672）刻本，一卷本，分上下卷。全书有三部分：难经直解自序、难经辨义、正文。正文版框每半页 23cm ×

16cm，大字9行，每行20字，小字双行19字。书中无跋，无图书钤记及藏书家读书志，无前言，无后记，无出版说明等，无牌记，无刻工姓名。

2. 清乾隆刻本

（1）《莫氏锦囊十二种》现藏于中国中医科学院图书馆，1函8册，清乾隆六年辛酉（1741）据顺治康熙间刻本汇印本。第二册为《难经直解》，正文版框每半页20cm×14.5cm，大字9行20字，小字双行19字。从《莫氏锦囊十二种》中可以了解到《难经直解》手抄本中"经义正目"和"陶云钱捷序"分别出自该书的第一册《医门约理》和第四册《本草纲目摘要》。

（2）现藏于湖南中医药大学图书馆，清乾隆六年辛丑（1741）刊行。全一册，线装，有自序、难经辨义、正文。版式与中国中医科学院藏本完全相同。

（3）现藏于河南中医学院图书馆，刻有清刻本三字，全一册，分上下二卷，线装书，书中的版式、字体、内容与中国中医科学院藏本、湖南中医药大学图书馆藏本完全相同。

3. 清康熙抄本

现藏于上海中医药大学图书馆，手抄本，残本（只有上册）。大字9行，26字。小字双行，26字，全书共37页。全书由五部分组成（其他版本均有三部分，即自序、难经辨义、正文）：序、难经直解自序、难经辨义、经义正目、正文。

4. 影印本

《四库未收书辑刊叁辑贰拾贰册·难经直解》，现藏于上海图书馆，封面印有：难经直解二卷、清·莫熺撰、印清乾隆刻本，扉页印有：王叔和、李濒湖二先生订（右上），详注难经脉诀直解大全（大字）（中间双行），本衙藏版（左下）。

由上可初步推断，流传至今有两个版本体系：①浙江中医药大学图书馆《难经直解》，是清康熙十一年壬子（1672）刻本。清康熙抄本是依照康熙刻本抄写。②中国中医科学院图书馆《莫氏锦囊十二种》中的《难经直解》和湖南中医药大学图书馆、河南中医学院图书馆、《四库未收书辑刊叁辑贰拾贰册》影印本均是清乾隆六年辛酉（1741）本衙堂刻本，且字体、字和栏框缺损全部一样，是同一个版本重新印刷。

基于上述版本调研情况，此次整理以清康熙十一年壬子（1672）刻本（简称康熙本）为底本，以清乾隆六年辛酉（1741）《莫氏锦囊十二种》第二册《详注难经脉诀直解大全》（简称丛书本）作主校本，并以清康熙抄本（简称手抄本）作参校本，详加校注。

本书整理过程中，得到包来发研究员的审定，在此表示感谢！

总 书 目

I

诊 法

针灸推拿

本　草

III

鼎刻京板太医院校正分类青囊药性赋

方　书

医便

卫生编

袖珍方

内外验方

仁术便览

古方汇精

圣济总录

众妙仙方

李氏医鉴

医方丛话

医方约说

医方便览

乾坤生意

悬袖便方

救急易方

程氏释方

集古良方

摄生总论

辨症良方

卫生家宝方

寿世简便集

医方大成论

医方考绳愆

鸡峰普济方

饲鹤亭集方

临证经验方

思济堂方书

济世碎金方

揣摩有得集

瓯斋急应奇方

乾坤生意秘韫

简易普济良方

名方类证医书大全

南北经验医方大成

新刊京本活人心法

临证综合

医级

医悟

丹台玉案

玉机辨症

古今医诗

本草权度

弄丸心法

医林绳墨

医学碎金

医学粹精

医宗备要

医宗宝镜

医宗撮精

医经小学

医垒元戎

医家四要

证治要义

松崖医径

济众新编

扁鹊心书

IV

V